Mojarme Las Manos

DR. A.H. YURVATI

Mojarme Las Manos

Copyright © 2024 por Dr. A.H. Yurvati

ISBN: 979-8991704823 (sc)

ISBN: 979-8991704830 (e)

Número de control de la Biblioteca del Congreso: 2024905989

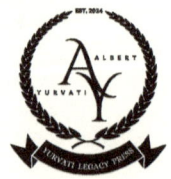

Yurvati Legacy Press
www.yurvatibooks.com
info@yurvatibooks.com

Contenido

Este libro está dedicado a mi encantadora esposa, Sharon. Sin su orientación, estímulo y amor, no habría tenido una carrera tan exitosa. También lo dedico a los amigos, colegas, residentes y estudiantes con los que he tenido el placer de crecer, trabajar o enseñar. Si te identificas en mi libro, es porque te cruzaste conmigo de una manera especial. Por último, a todos mis pacientes, que confiaron en mí para que les cuidara en su momento más vulnerable. Salvé a muchos, y a otros no pude. Pero siempre di lo mejor de mí.

Agradecimientos

Quiero dar las gracias a Melissa Gannon, mi artista, por hacer un gran trabajo en la cubierta del libro.

A Patrick y Sam, de Medical City Fort Worth, que organizaron la foto que Melissa utilizó para crear los gráficos de *Wet My Hands*.

Un reconocimiento muy especial a John Dykus, mi editor, que cogió una basura y la transformó en algo digno de mis lectores.

Introducción

La vida es una aventura preciosa que tenemos el privilegio de vivir. Pero conlleva múltiples variables, muchas de ellas fuera de nuestro control.

Estaba en la cima de mi carrera como profesor de cirugía, cirujano experto y dedicado educador médico. Entonces me lesioné la espalda al levantar un cortacésped sobre la plataforma de una camioneta. Después de tres semanas de incesante dolor de espalda y piernas, me sometí a una resonancia magnética. Sospechaba que tenía una hernia discal. Diagnóstico equivocado, doctor. Había sufrido una fractura patológica de la tercera vértebra lumbar, ¡lo que significaba cáncer!

Las Parcas habían cortado una parte del hilo de mi vida.

Me sometieron a una estabilización espinal de cinco horas y media, y la biopsia demostró la presencia de cáncer en la médula ósea: mieloma múltiple. No se puede curar esta enfermedad, sólo secuestrarla mediante quimioterapia, potentes dosis de esteroides y, tal vez, un trasplante de médula ósea de células madre. He experimentado todas estas indignidades y más mientras, al mismo tiempo, intentaba ayudar a mi mujer a recuperarse de un derrame cerebral.

Por encima de todo, encontrarás aquí una historia de amor, salpicada de desvíos, logros y vidas salvadas, perseverancia y triunfos, diagnósticos desalentadores y victorias. Son las tres de la mañana, estoy muy despierto por los esteroides y tengo mucho que contarte. Hablemos.

Los antiguos griegos creían que las Parcas controlan nuestros días, que asignan destinos individuales a los mortales al nacer. Para su diversión, hilan, tejen y cortan los hilos de la vida. Incluso Zeus, el más poderoso de los dioses, temía a las Parcas: Clotho (hilandera), Lachesis (distribuidora) y Átropos (inflexible). Creo que controlan el freno de mano y el acelerador de mi pasado, presente y futuro.

Bienvenido a mi viaje.

Capítulo 1

Era 1963 y yo asistía a una escuela católica tradicional dirigida por las "Hermanas sin Misericordia". Tenía problemas con las matemáticas y sacaba malas notas en los exámenes. Allí estaba yo, con siete años, de pie delante de la clase, con mi trabajo de matemáticas adornado con un sello rojo brillante. No era una *A* (un ángel con alas y aureola), ni una *B* (ángel sin aureola), ni una *C* (ángel sin aureola ni alas), sino una *D* (el diablo). Eso sí que era jugar a los Jedi con un niño impresionable. Este trauma me acompañó hasta mis estudios universitarios, cuando mi encantadora esposa, Sharon, me dijo: "Será mejor que superes esto o nunca entrarás en la facultad de medicina". Así que tomé un curso de psicología de un crédito, Aliviar la ansiedad por las matemáticas, en la Universidad Estatal de California. Los números ya no volverían a hacerme daño.

Doce años de escuela católica pueden arruinarte. Las monjas me decían que nunca llegaría a nada y que más me valía estar en una esquina fumando cigarrillos. Allentown, Pensilvania, tiene muchas esquinas. William Allen, uno de los hombres más ricos de la Pensilvania del siglo XVIII, fundó Allentown en 1762. Yo crecí allí. Dato interesante: durante la Guerra de la Independencia estadounidense, el ejército de George Washington sufrió una derrota en la batalla de Brandywine; Filadelfia estaba indefensa y a Washington le preocupaba que los británicos confiscaran las campanas de las iglesias de la zona y las fundieran para fabricar cañones. Envió órdenes para que la campana de la Casa del Estado de Pensilvania, ahora conocida como la Campana de la Libertad, y otras campanas fueran transportadas al norte, a Allentown. La Old Zion Reformed Church las cobijó bajo sus suelos de madera. La iglesia sigue en pie en la calle Hamilton. El Museo de la Campana de la Libertad se encuentra en la planta baja del edificio.

Allentown es una ciudad industrial famosa por los camiones Mack. La Mack Brothers Co., fundada en 1900, fabricaba inicialmente trolebuses, autobuses y camiones de bomberos de gancho y escalera. Durante la Primera Guerra Mundial, Mack entregó a los ejércitos estadounidense y británico en el frente unos seis mil camiones AC. Funcionaron tan bien en el austero entorno que los británicos empezaron a llamar al AC bulldog Mack. En 1932, mientras se recuperaba de una operación quirúrgica, el ingeniero jefe de Mack, Alfred Fellows Masury, talló un adorno para el capó en forma de bulldog a partir de una pastilla de jabón (US Pat. 87931). Desde entonces, el emblemático bulldog se asocia a los camiones Mack. De hecho, tengo un bulldog Mack en mi garaje, y vi uno en eBay por 150 dólares. El último camión Mack salió de la cadena de montaje el 24 de octubre de 1987 y la empresa trasladó la producción a Winnsboro,

Carolina del Sur, se cerró la planta 5C (el lugar en el que mi padre parecía ser más feliz).

En Allentown, cuando terminas el instituto, puedes ir a la universidad, pero la mayoría se va directamente a trabajar a Mack Trucks o a la vecina Bethlehem Steel. Yo decidí salir de la ciudad y alistarme en el Ejército. Saqué buenas notas en las pruebas de acceso y me seleccionaron para ser médico militar avanzado.

Fui a Fort Dix, Nueva Jersey, para el entrenamiento básico. Los sargentos instructores pensaban que eran duros, pero no podían igualar a las Hermanas de No Mercy. Luego vino Fort Sam Houston en Texas y la siguiente fase de mi carrera en el Ejército: Medicina Básica, llamada 91A. Fue en Fort Sam donde mi vida cambió para siempre y para mejor. Conocí a Sharon.

Y las Parcas estaban calentando motores.

Capítulo 2

Crecí en la zona norte de Allentown, en 922 N Fifth Street. Las casas en hilera siguen ahí, pero se llaman casas adosadas, una al lado de la otra, con paredes estrechas y compartidas. Por aquel entonces, albergaban a una mezcla de familias alemanas, holandesas de Pensilvania e inglesas. Seis de nosotros -mi madre, mi padre y cuatro chicos- vivíamos en una casa adosada de tres plantas con un solo cuarto de baño. Yo tenía el dormitorio trasero del segundo piso y podía escuchar música y tocar la guitarra. Tenía un viejo televisor Zenith 2350RZ1 en blanco y negro de los años cincuenta que me habían regalado mis abuelos. Tenía una pantalla redonda de doce pulgadas y los tubos de vacío tardaban quince minutos en activarse antes de que se viera una imagen. Me quedé despierto la noche del 20 de julio de 1969 y presencié cómo Neil Armstrong salía del Apolo 11 y pisaba la Luna. Eran las 8:17 hora UTC, las 20:17 en Allentown. Fue un momento inspirador (tenía catorce años) que encendió en mí un pequeño fuego que me hizo pensar: *"Oye, yo podría hacer algo fantástico con mi vida"*.

Yo era un buen estudiante. Asistía a clase, aprobaba los exámenes y seguía adelante. Nunca estudiaba de verdad, pero de alguna manera me sacaba las asignaturas de una en una. No podía estarme quieta y siempre me ha gustado trabajar, así que me hice repartidora de periódicos. Repartía el periódico dos veces al día. Por la mañana repartía el

Morning Call y por la tarde el *Evening Chronicle*. Me volví muy hábil doblando los periódicos para tirarlos en los porches y muy preciso a la hora de dejarlos justo en el centro, delante de la puerta principal. Aún recuerdo los titulares: "Asesinato de JFK en Dallas", "Asesinato de Bobby Kennedy", "Novedades sobre la guerra de Vietnam", "Alunizaje"... mucha historia.

Cogí un segundo trabajo para una señora en la tienda de la esquina. Casi todos los barrios tenían una pequeña tienda de comestibles y al menos una cervecería. La ayudaba a surtir, luego atendía a los clientes y aprendí a usar la peligrosa cortadora de carne (excelente introducción a la cirugía). Cuando cerró, encontré otro trabajo en las calles Cuarta y Washington, en la farmacia Ritter.

El Sr. Ritter era alto y larguirucho, muy parecido a LBJ sin el acento de Texas. Fue el primer mentor que vio mi potencial. Aprendí a contar pastillas y comprimidos, a preparar pomadas y cremas y, lo más difícil de todo, a verter jarabe para la tos de una jarra de un galón a un frasco de cuello estrecho de cuatro onzas. Eso sí que requiere habilidad. Me planteé estudiar farmacia en la Facultad de Farmacia y Ciencias de Filadelfia, pero no tenía ni las notas ni el dinero. El Sr. Ritter vendió la farmacia a un farmacéutico más joven. Pero no era lo mismo, así que crucé la calle hasta Eline's.

Eline's era muy parecido a Walgreens, pero sin farmacia. Me encargaba de la fuente de soda en el largo mostrador del almuerzo, hacía helados y cocinaba cheesesteaks, un requisito dietético de Allentown. Después del colegio, volvía a casa andando, iba a la esquina a pasar el rato y trabajaba en el mostrador. (La primera vez que encandilé a Sharon fue con mi famoso helado de malvavisco y cacahuete en 1974, y todavía se lo preparo).

Mi primer coche fue un Rambler American 440-H hardtop de 1964 con un motor I6 de 3,2 litros. Como las juntas de estanqueidad estaban desgasteidas y el coche tenía que aparcar en la empinada cuesta de la calle Quinta, perdía tanto aceite que guardaba una caja en el coche y rellenaba el motor antes de arrancar. Una de las vecinas, una señora alemana que barría constantemente su porche, acera y cuneta, me gritaba por derramar *feurzzeug*, "cosa de fuego" (es decir, el aceite), por su cuneta. Aquel coche me trajo muchos recuerdos, entre ellos mis primeras experiencias con "twitter" (no, no son las redes sociales).

Cuatro manzanas más abajo, en el taller de Ganci, mi amigo Tommy y yo aprendimos a afinar, modificar y añadir carburadores a los coches. Vendí el Rambler y compré un Chevy Impala de 1964 al contado en $250. Modificamos el motor, aunque el bloque en V 283 y 327 eran fáciles de trabajar. Le añadí llantas cromadas, levanté la suspensión e incluso lo pinté con spray de un reluciente bronce metálico. *Eso* sí que era un coche puertorriqueño. Era un coche estupendo, con mucho espacio en el asiento trasero. Justo después del instituto, se lo vendí a un compañero de clase y, menos de dos semanas después, me lo robaron. Lo encontraron debajo de un puente, desvalijado. Se lo llevaron los de relaciones públicas.

Capítulo 3

Mi padre creció en Allentown y vivía en Maple Street. Mi abuelo era vidriero y trabajaba para Pittsburgh Plate Glass. Mi abuela era ama de casa. Hace años, mi hermano Bill, al que le encanta la genealogía, obtuvo un registro de inmigración (nº 4701) de nuestra bisabuela por parte de padre, nacida en Cerovo, Eslovaquia, el 19 de marzo de 1877. Procedía de una zona de la antigua Europa central que abarcaba las tierras históricas de Bohemia, Moravia y Eslovaquia. Checoslovaquia se formó a partir de varias provincias del imperio austro-húngaro en 1918, al final de la Primera Guerra Mundial. En el periodo de entreguerras, se convirtió en el Estado más próspero y políticamente estable de Europa del Este. Los nazis la ocuparon de 1938 a 1945, y estuvo bajo control soviético de 1948 a 1989. El 1 de enero de 1993, Checoslovaquia se separó pacíficamente en dos países: la República Checa y Eslovaquia.

Fui a buscar el pueblo. Me llevó un rato, ya que el registro de inmigración núm. 4701 tiene algunos giros interesantes. En primer lugar, el nombre de nuestra bisabuela se escribe Yurovati, en lugar del actual Yurvati. Incluso hoy en día, algunas personas me llaman Yurovati. Resulta que Yurovati es correcto. Pocos años después de llegar a Estados Unidos, mis abuelos, Paul y Albert, empezaron a pelearse, y Albert eliminó la O de su nombre. En el cementerio católico del Sagrado Corazón de Jesús, en

Whitehall, un suburbio de Allentown, numerosas parcelas familiares están separadas en la sección Yurovati y la sección Yurvati. La vieja disputa sobrevive en las lápidas.

Luego está la ortografía del pueblo de Eslovaquia donde vivía mi abuela. El empleado lo deletreó Cerove, pero no he podido encontrar este pueblo en ningún motor de búsqueda. La ortografía correcta es Cerovo. Cerovo, Eslovaquia, se fundó en 1273, y su nombre deriva de la palabra húngara que significa *roble pavo*. Es una comunidad predominantemente luterana, cuenta con las ruinas de un castillo, el Litava, y tiene aspiraciones turísticas.

Mi bisabuela Mary (apellido de soltera Dashner) emigró a Estados Unidos en el SS *Kaiser Wilhelm III*, descrito como un transporte de tercera clase, que entró en Nueva York el 13 de junio de 1901. Terminó en Allentown y se casó con Stephen Yurovati el 7 de junio de 1903. Tuvo siete hijos: Mary, Rose, Albert, Margaret, Francis, William Joseph y Paul. Stephen murió el 25 de julio de 1934. Yo soy el tercer Albert, llamado así por mi padre. y el abuelo, no hay mucha creatividad ahí. Sharon dice que si miras el escudo de la familia Yurvati, encontrarás un martillo de guerra con el mango roto sujeto con cinta aislante y el título "Good Enough".

Mi padre iba al mismo colegio que yo, el Central Catholic, y era un estudiante de matrícula de honor. Era callado, reservado y no conflictivo, y le encantaba sacar truchas del río Lehigh y del arroyo Little Lehigh, en Allentown. Tenía las notas para ir a la universidad pero no tenía dinero, así que se alistó en los Marines y realizó el entrenamiento básico en Camp Lejeune, en Carolina del Norte. (En marzo de 2010, el mes de mi diagnóstico de cáncer, un tal Paul Buckley, de Hanover, Massachusetts, recibió del Departamento de Asuntos de los Veteranos una invalidez relacionada con el servicio del 100% que relacionaba su cáncer, mieloma múltiple, con agua potable contaminada con estroncio-90.) El temido destino).

Tras el entrenamiento básico, mi padre fue enviado a Corea con una unidad de infantería, lo que le causó mucha angustia, ya que los reclutadores le habían prometido un puesto de intendencia. Durante este tiempo, empezaron a surgir ciertos desequilibrios bioquímicos cerebrales. Mi hermano Bill descubrió en el historial médico de los Marines de nuestro padre que, cuando fingió un intento de suicidio con aspirina, fue examinado y considerado "sin riesgo psiquiátrico" y apto para el servicio. Un año después de su despliegue, regresó a Estados Unidos y fue destinado a Vieques, Puerto Rico, una isla municipio situada a ocho millas al este de la isla principal.

En el extremo oriental de la "Isla *Niña*" (*Isla Neña*) se encontraba el Campamento García, llamado así por el soldado de primera clase Fernando García, condecorado con la Medalla de Honor por su lucha en Corea y natural de Puerto Rico. Fue en esta pequeña isla (veinte millas por ocho millas) donde mi padre conoció y se enamoró de mi madre, Ivelise. (Al crecer, me costaba explicar su nombre a los niños cuyas madres tenían nombres más comunes; Ivelise es de origen puertorriqueño y significa "hermosa"). Albert e Ivelise se casaron en la pequeña *iglesia católica de la* plaza Muñoz Rivera, el centro de Isabel Segunda, en el norte de la isla. Mi padre fue licenciado de los Marines y se dirigió a casa en Allentown con su novia puertorriqueña. Mis hermanos creen que creyó erróneamente que le había tocado la lotería y se había casado con un americano rico.

Esta historia tiene otro ángulo. Cuando mi madre era muy joven, se quedó embarazada de un hombre mayor de la isla. Dejó a mi hermanastro, Jorge, con nuestra abuela, que lo crió como si fuera suyo.

Así que mis padres llegaron a Allentown, y mi madre hablaba poco inglés y tenía tanto miedo de la gente que se recluyó en su pequeño apartamento de Brook Street. Mi padre trabajaba en Mack Trucks, planta 4B, ensamblando vehículos un tornillo a la vez. Supongo que las tareas repetitivas le hacían feliz. Más tarde pasó a la planta 5C, donde enmascaraba las cabinas para pintarlas, un trabajo muy preciso. Seguramente le servía de consuelo.

Después del trabajo, mi padre recogía a mi madre y se iba a patrullar las orillas del río mientras ella se quedaba en el coche. A lo largo de los años capturó algunos peces trofeo importantes, incluidas dos bellezas preservadas que cuelgan en la pared de mi garaje. El 29 de marzo de 1955, justo antes de la apertura de la temporada de truchas, salió a "estudiar los peces". Mi madre estaba en el coche, asustada por la oscuridad, cuando de repente un grito en español atravesó la noche. Mi padre salió corriendo de entre los arbustos para ver a un agente de policía de Allentown que sostenía una linterna sobre una asustada mujer puertorriqueña. El agente pensó que unos adolescentes se estaban besando en el coche. En lugar de eso, era mi madre la que se ponía de parto. El destino entretejió los hilos de mi vida, y así nací yo.

Más o menos un año después, los Yurovati se mudaron al 922 N de la calle Quinta, donde mi madre tendría tres hijos más: Bill, Bob y Matt. Pasábamos mucho tiempo al aire libre, ya que teníamos un patio trasero y el parque Jordan estaba justo al final de la calle. La actividad al aire libre nos ayudaba a quemar el exceso de testosterona.

Éramos como bolas de demolición fuera de control. Por aquel entonces, controlabas ese comportamiento con la temida correa; hoy, las autoridades se llevarían a tus hijos y te detendrían por delito grave de lesiones a un menor.

Los domingos, nos metíamos en el coche para dar una vuelta, los padres delante con el más pequeño, Matt, y los demás apretados en el asiento trasero sin cinturones de seguridad. Disfrutábamos especialmente de la Lehigh Valley Parkway, un precioso meandro a lo largo del río Lehigh. El elevado tráfico mantenía la excursión por debajo de una hora; mi padre se quejaba incesantemente de que había demasiados coches. Aquellos paseos eran la única excusa para unas vacaciones familiares aparte de ir a Dorney Park. Solomon Dorney era el propietario de los terrenos sobre los que se construyó el parque. Se inauguró en 1884, y en la entrada había un gran payaso, Alfundo, haciendo malabares con pelotas (el nombre Alfundo es una combinación de las palabras *Allentown*, *fun* y *Dorney*). El parque es famoso por la montaña rusa Thunderhawk, construida por Philadelphia Toboggan Coasters. Estrenada en 1932, sigue siendo la montaña rusa de madera en funcionamiento ininterrumpido más antigua del mundo.

Aparte de Dorney Park, nunca nos aventuramos más allá de Allentown. Mi padre padecía una grave enfermedad mental y tenía una zona de confort muy estrecha para las nuevas experiencias. Le diagnosticaron esquizofrenia paranoide. Ahora el diagnóstico sería trastorno esquizoafectivo bipolar, un tipo de enfermedad mental excepcionalmente rara (sólo el 0,3 por ciento) que se caracteriza por rasgos de ambos trastornos. esquizofrenia y trastorno bipolar del estado de ánimo. Los hombres manifiestan el trastorno a una edad temprana, y mi padre presentaba características de libro de texto. Los medicamentos le ayudaban si los tomaba, cosa que hizo hasta que se sintió mejor, y entonces dejó de hacerlos. Pasó un tiempo en el Hospital Estatal de Allentown, en la calle Hanover. El centro se construyó en 1901 y cerró el 17 de diciembre de 2010.

Se sometió a atención psiquiátrica hospitalaria y a terapia electroconvulsiva, un rudimentario procedimiento en el que la transmisión de 70-120 voltios a ochocientos miliamperios al cerebro induce convulsiones, una práctica draconiana; es similar a reiniciar un ordenador. El psiquiatra italiano Ugo Corletti fue el pionero de la TEC (1938), y funciona en aproximadamente el 50% de los pacientes. Pero las recaídas dentro de ese El 50% son comunes. Mi padre ingresaba en el hospital, salía funcional, empeoraba y volvía a ingresar. Sorprendentemente, tenía un trabajo a jornada completa, formaba una familia y se movía en sociedad. Pocas personas fuera de la familia o los vecinos cercanos conocían nuestro secreto. Hoy podemos hablar abiertamente de las enfermedades mentales y las terapias de tratamiento han mejorado. Doy gracias al destino por no haber entretejido el hilo del trastorno psiquiátrico en el tapiz de mi vida.

Capítulo 4

Como yo tenía el dormitorio del segundo piso, colocó a Matt en el dormitorio pequeño del segundo piso, junto al cuarto de baño; Bob y Bill tenían los dormitorios del tercer piso. No teníamos aire acondicionado, y los veranos en Allentown pueden ser brutales. El tercer piso era un horno. Pero todos teníamos nuestros propios espacios para escapar del estrés de los problemas mentales de nuestro padre.

David Olmstead diseñó el calefactor radiante en 1834. Se trata de un recipiente de hierro fundido hueco y sellado con aletas por las que fluye vapor, y las aletas se calientan muchísimo. Las tuberías de vapor y los radiadores son propensos a sonidos de golpeteo similares a los de un martillo de vapor, creados cuando parte del vapor se condensa en una sección horizontal de la tubería. El vapor recoge el agua, forma una "babosa" y la lanza contra un accesorio de la tubería, produciendo un fuerte ruido y sometiendo a la tubería a una gran tensión. Un drenaje deficiente, provocado a menudo por el asentamiento de los edificios y la acumulación de condensados en tuberías y radiadores, impide que el agua regrese a la caldera. Esto solía ocurrir por la noche y nos daba un susto de muerte a los niños.

En otoño, la iglesia del Sagrado Corazón designaba un día para las visitas: primero las monjas y luego los curas. Así que era viernes por la noche y nos dijeron a todos que estuviéramos en casa, nos bañáramos y tuviéramos un aspecto respetable porque iban a venir las monjas. Sonó el timbre, fui a abrir y casi me muero en el acto. En el porche había dos Parcas disfrazadas de monjas.

La Hna. Judith Marie y la Hna. Mary Agnes entraron y se sentaron en nuestro salón. Mi padre estaba bebiendo una cerveza y les ofreció una botella.

"Claro", dijeron.

Preguntó: "¿Neuweiler o Horlacher?".

Neuweiler era la tercera cervecería más antigua de Allentown, fundada en 1911 (cerró en 1968). Horlacher era la segunda más antigua, fundada en 1866 y cerrada en 1978. Mi padre compraba cerveza por cajas, así que había de sobra. Unas horas más tarde, la cosa se ponía animada y las "Parcas" le dijeron a mi madre que yo era un buen estudiante pero que nunca llegaría a nada. Sugirieron que tal vez el sacerdocio sería una buena opción. Pero a mí me gustaban las chicas. Estaba arruinado. Menos mal que las malvadas Parcas no tejieron esa cuerda en el tapiz de mi vida. Mi madre reunió a todos los chicos en la cocina y nos dio una severa advertencia: "Que nadie sepa que vuestro padre emborrachó a las monjas". Volvimos todos al salón y, de repente, mi madre gritó en español: "*Ay, Dios mios!*" Teníamos una estatua del Sagrado Corazón, y allí estaba Jesús con la mano izquierda apuntando al corazón y la derecha levantada como dando una bendición. Al mirarlo más de cerca, alguien había enrollado un porro y lo había colocado entre sus dedos. Ni que decir tiene que, cuando las monjas se fueron, salió la correa.

Alrededor de un mes después, uno de los curas vino a visitarme; estaba en silencio en la cocina, ya que mi padre estaba entrando en una de sus depresiones. Pronto, mi padre volvió al Hospital Estatal de Allentown para que le aplicaran más TEC. Lo de hacerme cura estaba descartado, ya que de todos modos me iba a ir al infierno.

Servía de monaguillo en la misa de las seis de la mañana de monseñor. Medio dormido, tropecé con mi sotana, y su cáliz con la Sagrada Comunión salió volando por el vestíbulo con un estruendo. Doblé su cáliz y la comunión salió volando por todas partes. Oh-oh, las Parcas. Seguro que me voy al infierno.

Nuestra casa tenía un sótano, al que llamábamos bodega. Era básicamente el lecho de roca excavado sobre el que se asentaba la casa. Estaba inacabado, pero mi padre y mi abuelo pusieron un suelo rugoso y encalaron las paredes. Era espeluznante, frío y húmedo, y por la noche te entraba un escalofrío al bajar. Todas las casas utilizaban hornos de carbón, que tenían un conducto en la parte delantera de la casa, debajo del porche. El camión venía y descargaba antracita (hulla) en la carbonera. La antracita sólo se encuentra en Pensilvania y es el combustible fósil más caliente, con 25 millones de BTU, ideal para calentar una casa de tres plantas. Cuando mi padre se pasó a la calefacción de gasóleo, la carbonera anexa se convirtió en el lugar perfecto para criar lombrices. Construyó recipientes de madera y los llenó de tierra y lombrices. Eran enormes, gordas y viscosas, un tentempié ideal para las desprevenidas truchas marrones.

Un día, encontramos en el sótano un cañón Big-Bang. Un profesor auxiliar de física de la Universidad Lehigh de Allentown patentó su "pistola de gas" en 1907 como alternativa a los fuegos artificiales que causan lesiones. Vertiendo carburo cálcico seco en una cámara que contenía un poco de agua se obtenía gas acetileno. Se pulsaba un botón en el encendedor de chispa y el cañón emitía un fuerte estallido sin apenas retroceso. La empresa decía que el acetileno era mucho más seguro que la pólvora. Cargábamos dos veces el cañón y una llama brillante salía disparada a unos metros del cañón. Hoy reto a cualquier abuelo a que deje jugar a sus hijos con un aparato de gas acetileno.

Me inicié en la medicina a los cinco años. Los niños eran convocados en el verano de su quinto cumpleaños para la obligada amigdalectomía (no volvería a ingresar en un hospital en cincuenta años). En 1960, el éter anestesia se seguía utilizando como agente de inhalación para la cirugía. El éter dietílico, o simplemente éter, es un compuesto orgánico con la fórmula $(CH)_{252}O$, abreviado como Et_2O. Es un subproducto de la hidratación en fase vapor del etileno y es utilizado para fabricar etanol. El éter fue sintetizado por Valerius en 1540, y se atribuye a un dentista, Crawford William Long, su primer uso clínico como anestésico general en 1846. Sin embargo, el éter es extremadamente inflamable y puede formar una mezcla explosiva de vapor y aire, inflamable incluso con electricidad estática. Aún recuerdo con nitidez los gritos que proferí cuando me llevaron en silla de ruedas al quirófano y me sujetaron mientras me colocaban una mascarilla de goteo en la cara. De repente vi burbujas rojas y oí un fuerte zumbido. Al poco rato, me desperté y tenía el peor dolor de garganta que he sufrido nunca. En el postoperatorio, en la sala de pediatría, comí mucho helado y gelatina, y me quedé sin amígdalas.

Mis abuelos, padres, tíos y tías tenían dentaduras postizas, y todos acudíamos al Dr. Sipple, que era alemán y tenía una consulta en su casa de Hamilton Street. La consulta era oscura y amenazadora, con una silla, instrumentos, un taladro y una escupidera de porcelana que hacía girar el agua constantemente. La colección más espeluznante de cráneos humanos con dientes estaba en una estantería frente al sillón del dentista. Siguiendo la tradición familiar, tengo la boca llena de empastes. Y todavía me da pavor ir al dentista.

Capítulo 5

Mi madre era una pésima cocinera y mi padre rehuía con vigor probar manjares frescos. Todas las semanas teníamos el mismo menú. Los lunes, estofado de ternera Dinty Moore; los martes, filete al minuto (recocido hasta que quedaba como la piel de un zapato); los miércoles, jamón; los jueves, pollo al horno; los viernes, pescado (del río Lehigh o del arroyo Jordan, probablemente contaminado por los residuos industriales); los sábados, pizza de cartón; y los domingos, cheesesteaks de Three Chefs. Os preguntaréis, ¿dónde estaban las frutas y verduras frescas para los niños en edad de crecer? Mi padre creía que todas las setas eran venenosas; hasta que conocí a Sharon no supe lo contrario.

Las vacaciones y las fiestas de cumpleaños consistían en lo mismo: Patatas fritas y pretzels Charles, queso Velveeta y la ya desaparecida pero famosa mortadela de Arbogast & Bastian. La mortadela procedía de un matadero situado junto al río Lehigh, en Hamilton Street. A&B Meats se fundó en 1887 y cerró en 1984. En sus mejores tiempos, sacrificaba cuatro mil cerdos al día. La mortadela es un embutido derivado de la mortadela, y el sabor distintivo de A&B se debía a la adición de bayas de mirto. Los niños que crecíamos podíamos comernos un anillo entero untado con mostaza. Y lo acompañábamos con refrescos de A-Treat Bottling Co. A-Treat es una empresa local de embotellado de refrescos fundada en

1918. Dejó de producir en 2015, pero desde que se compró la marca se reanudó la producción. Nuestros favoritos fueron los refrescos de nata, cerveza de abedul y naranja.

Como nuestra casa estaba en la colina de la calle Quinta, en invierno los trineos eran lo máximo, ya que la ciudad bloqueaba la calle Quinta desde la calle Washington hasta la calle Greenleaf. Mi padre se quejaba porque no se podía aparcar en la calle. De vez en cuando, un coche aparcaba en la acera y un pobre chaval perdía el control de su trineo en aquella pendiente helada y se daba de bruces contra un tubo de escape, mi introducción a los traumatismos y las hemorragias. Qué guay.

Capítulo 6

La escuela era una aburrida repetición en un solo sentido. Pasabas de la escuela primaria a la secundaria. La escuela media estaba en el Sagrado Corazón, en un viejo edificio frente a nuestra iglesia y al lado del convento donde vivían las Hermanas de la No Misericordia y donde nunca entraba nadie. Llevaban el hábito completo-albornoz, peto y cobertor para la cabeza y la cara- y un gran cinturón de cuerda del que recuerdo que colgaba un gato de nueve colas, pero puede que no sea exacto tantos años después. Fue en mis años de formación cuando las tres Parcas aparecieron realmente en la tierra: Sor Judith Marie, Sor Mary Alice Claire y Sor Edward Beatrice. Si alguien que lee este libro fue a la escuela conmigo, no podrá dormir bien esta noche, ya que volverán para atormentarle.

La Hna. Judith Marie se fijó en mí, y nunca supe por qué. La tuve como profesora dos veces: la primera en cuarto curso y la segunda en octavo. Ahora mismo, tengo en la mano mis boletines de notas originales, escritos en perfecta cursiva con tinta de pluma estilográfica. Un antiguo compañero de clase que llegó a ser director del Sagrado Corazón las encontró en una purga de documentos antiguos y me las envió. Me puntuaban constantemente en atención y hábitos de estudio en casa. Como educador, hay que medir las competencias; las monjas nunca me vieron estudiar o no estudiar en casa, así que ¿cómo iban a saberlo? También me iba mal en aritmética y en caligrafía (caligrafía de doctor precoz).

La Hna. Mary Alice Claire medía un metro y medio, era redonda como una pelota de baloncesto y tenía unos brazos como los de Popeye el Marino con los que podía golpearte en toda la habitación. Los chicos a menudo teníamos que quedarnos después de clase, sentados en silencio en nuestros pupitres con las manos cruzadas, como medida disciplinaria por ser revoltosos. Un chico puertorriqueño llamado Ricardo, que en cuarto curso fumaba y se afeitaba a la vez, no se quedaba, así que abrió la ventana del segundo piso y se fue arrastrando por la cornisa hacia el aula de al lado. Sin preocuparse apenas por su seguridad, la Hna. Mary Alice salió a la cornisa, lo agarró y, de un manotazo, lo volvió a meter dentro. Después de que se estrellara contra unos cuantos pupitres, se encendió contra él. Los chicos nos quedamos boquiabiertos y apretamos aún más las manos. Nunca volvimos a ver a Ricardo.

Los cursos 9º a 12º estaban al lado, en el Central Catholic High School (CCHS), el mejor de todos los colegios de la archidiócesis de Allentown. Nuestra mascota era el Vikingo, y en los acontecimientos deportivos, uno de nuestros compañeros de clase interpretó con entusiasmo el papel con casco y barba, portando un hacha corta. El CCHS nos presentó a Sor Edward Beatrice, alias Eddy Betty, para quien no se podía hacer nada bien por mucho que se intentara.

Alrededor de dos meses antes de la graduación, un buen amigo se puso muy enfermo, vomitando con un fuerte dolor abdominal en el cuadrante inferior derecho. Lo has adivinado: apendicitis aguda. Salió de clase sin permiso y fue al teléfono público a llamar a su madre para que lo llevara al dispensario, precursor de la sala de urgencias del hospital de enfrente de la escuela. Eddy Betty bajó los escalones y le golpeó en la cabeza, y él se levantó y la golpeó con frialdad. Ella salió volando por el pasillo mientras los chicos la observábamos aterrorizados. ¡Santo Dios, George, le pegaste a una monja! Bueno, George sobrevivió y fue expulsado de la escuela. No le permitieron graduarse, pero su padre y su tío eran contratistas que hacían muchos trabajos gratis para la iglesia. Fueron a ver al director, pareciendo los Gambinos, y consiguieron que George volviera y le permitieran graduarse, y Eddy Betty se fue al convento de monjas jubiladas.

George se convirtió en todo un empresario. Además, ahora es un fantástico quiropráctico y experto en rehabilitación de la columna vertebral. Ha sido de gran ayuda en mi recuperación posquirúrgica, hablándome de ejercicios para el tronco a kilómetros de distancia. De todos modos, George, incluso en su último año de instituto, era nuestro distribuidor de cerveza. La noche del viernes era para un partido de fútbol o baloncesto, pero la noche del sábado era noche de cerveza en el Lehigh Parkway, un gran parque público a lo largo del arroyo Little Lehigh en Allentown y el parque más destacado de la ciudad. Sigue el arroyo a lo largo de cinco kilómetros desde el centro de la ciudad hasta Cedar Crest Boulevard. Es famoso por el Bogert's Covered Bridge, construido en 1841 y uno de los puentes más antiguos de Estados Unidos.

Los viernes, George recogía el dinero para su carrera de la cerveza. Aunque, ¿cómo podía comprar alcohol si la edad legal en aquella época era de veintiún años? (Solíamos cruzar la frontera en coche hasta Nueva Jersey, donde la edad legal era de dieciocho años, pero eso era un lío). George también suministraba cerveza con descuento a nuestro director. Los sábados por la noche, nos reuníamos todos en el parque y George abría el maletero y abría el barril. Una vez nos hizo una redada la policía de Allentown. George cogió el barril y corrió por el bosque. No podía arriesgarse a perder el depósito por el barril y el grifo.

Además de cerveza, había botánicos y sustancias farmacológicas para conocer y escribir poemas. Uno de nuestros compañeros, un genio, tenía acceso a la hierba (teniendo cáncer con dolor de huesos, un poco de cannabis sería estupendo, pero aún no es legal en Texas). Llamábamos a Tommy C. "el químico". De alguna manera, él consiguió la fórmula para la síntesis del LSD (dietilamida del ácido lisérgico): $C_{20}H_{25}N_3O$. El LSD se produce de forma natural a partir del hongo del cornezuelo que crece en el centeno y otros cereales. Las tan denostadas brujas de Salem pueden haber han sido chicas jóvenes que ingirieron pan contaminado con este hongo. Los más persona famosa asociada al LSD fue Timothy Leary. Al principio enseñaba en Harvard, en el

24

departamento de psicología, e investigaba las propiedades de las sustancias químicas alucinógenas. Por desgracia, le gustaba tomar las drogas con sus sujetos, por lo que fue despedido. Se incorporó al cuerpo docente de la Universidad de California-San Francisco y, en 1995, murió de cáncer de próstata, pero consumió psicodélicos hasta los últimos días de su vida. Tommy C. sintetizaba la sustancia y goteaba pequeños puntos en papel, que se ponía bajo la lengua. En cuestión de minutos, estabas alucinando. Es un buen día cuando realmente puedes ver música.

Un verano, aparcábamos tarde bajo el puente Albertus L. Meyers, al que llamábamos el puente de la calle Octava. Meyers fue director de la Banda de Música de Allentown e intérprete de la corneta de John Philip Sousa. El puente es un arco de vano abierto y, en 1913, fue catalogado como el puente de hormigón más largo y alto del mundo: 2.650 pies de extremo a extremo, 45 pies de ancho y 138 pies de alto, con nueve arcos. Según cuenta la leyenda, una joven se arrojó desde el puente y aún sigue rondando por allí. Una noche estábamos allí y la vimos vestida de blanco con una mirada de miedo. Salimos corriendo, con el corazón en taquicardia ventricular. Nunca volvimos a ese lugar. El fantasma es real. Estamos seguros. O quizá fueron las cervezas y los porros.

A veces íbamos a Yocco's, un emporio de perritos calientes y chuletones de Allentown fundado en 1922 en Liberty Street. La verdadera ortografía es Iacocca, pero los holandeses de Pensilvania decían *Yocco* con más facilidad. Lee Iacocca, célebre miembro de la familia, desempeñó un papel decisivo en Ford Motor Co. en el desarrollo del Mustang; llegó a ser presidente de Ford, pero entró en conflicto con Henry Ford II y fue despedido. Finalmente dirigió Chrysler Corp. y orquestó el rescate federal de la empresa en 1979.

Yocco's estaba en una pequeña casa adosada en una esquina; no era muy amplia y tenía unas pocas mesas y sillas. Los perritos de ternera de Medford venían untados en "salsa secreta", una mezcla de chile picante, y podía comerme seis de una sentada, además de un pedido de pierogies. Me entra hambre sólo de recordarlo. En un mapamundi colgado en la pared había chinchetas que mostraban todos los lugares a los que se había enviado un Yocco's Doggie Pack. Un montón de ellos fueron a Vietnam para los soldados que eran de Allentown. Una noche, mezclamos las salchichas con una pizca de... LSD. *Eso* sí que era un perrito caliente.

Me gustaba escuchar música, así que fui a la casa de empeños, compré unos altavoces grandes, los conecté al tocadiscos y me hice un equipo de música de alta potencia. Me gustaban Pink Floyd, The Who y los Moody Blues. Aún conservo mi colección de vinilos de los Moody Blues. Escuchaba Super Lou en la WAEB, abría la ventana del dormitorio, me encendía un porro y soñaba con el futuro.

Ese futuro no incluía la universidad. No tenía ni el dinero ni las notas (ocupaba el puesto 227 de 281 estudiantes que se graduaban), y todavía estábamos en guerra en Vietnam. Y mi número en la tarjeta de reclutamiento era el 3, una garantía estadística segura de que me iban a reclutar. Alistarme parecía ser mi única opción. Mis resultados en el ASVAB (Examen de Aptitud Vocacional para las Fuerzas Armadas) eran excelentes, según el reclutador, y tenía garantizado un MOS (Especialidad de Ocupación Militar). Elegí el 91C avanzado: Especialista en enfermería práctica. El reclutador vino a casa, se reunió con mis padres y firmamos los papeles que me permitían alistarme. Iba a entrar en el Ejército.

Capítulo 7

Llegó la graduación del instituto y nos fuimos a la costa de Jersey, donde alquilamos una casa en la playa para un último evento farmacéutico y cervecero. En junio dejé Allentown para ir a Fort Dix, Nueva Jersey, y al entrenamiento básico. Les dije a mis amigos que "iba a buscarme una enfermera rubia de pechos grandes de California". Todos se rieron, pero en gran parte acerté. Se hizo dietista.

Llegué a Fort Dix a última hora de la tarde. Nos dieron de comer perritos calientes y judías, y todo el mundo fue muy amable al darnos la bienvenida al Ejército de los Estados Unidos. Pensé: *"Vaya, esto no está tan mal"*, y me fui a mi litera, sin darme cuenta de que, durante la noche, el destino volvería a tejer uno de los hilos de mi vida. A las 05.00 horas, un sargento de instrucción gritón y furioso golpeaba un adaptador de litera contra nuestras estanterías, despertándonos a todos para la formación en calzoncillos. Bienvenidos a ocho semanas de entrenamiento básico.

Corrimos por todas partes. Nos arrastrábamos por senderos arenosos y a veces embarrados. Nos entrenamos con infantería básica, M16 y granadas de mano. Tuvimos una clase sobre CBR (guerra química, biológica y radiológica) que requería rasgarse con una máscara de gas. La "cámara de gas" era un edificio cerrado en el que los sargentos de instrucción activaban un bote de combustión lenta de gas lacrimógeno CS (antidisturbios), también conocido como 2-clorobencilideno malononitrilo. Un científico alemán lo creó a finales del siglo XIX. El término *gas es* en realidad un término equivocado, ya que el agente se compone de polvo micropulverizado que, al dispersarse en el aire, se aerosoliza, provocando lágrimas incontrolables, respiración irritada y sensación de que la piel quema.

Nos ordenaron que nos quitáramos las máscaras antigás y recitáramos nuestro nombre, rango, número de serie y quizá la dirección de nuestra casa hasta que tuviéramos que respirar. Nos ardían los pulmones, los ojos y queríamos salir de allí. En realidad, sólo estuvimos allí unos cinco minutos, pero nos pareció toda una vida. Ah, olvidé decirles que el día anterior a nuestro entrenamiento en la cámara de gas, nos enviaron a todos a la peluquería para que nos afeitaran la cabeza. ¡Adivina lo que el CS le hace a la piel en carne viva!

Comimos MREs (comidas listas para comer) con barras de chocolate dentro que sabían como una vela de cera. Aprendí de Sharon algo de química de los alimentos, y el chocolate se derrite entre ochenta y seis y noventa grados Fahrenheit. En 1937, el Ejército encargó a Hershey Co. el desarrollo de una tableta de chocolate para las raciones de campaña. El coronel de intendencia Paul Logan tenía cuatro requisitos: pesar cuatro onzas, tener una energía alimentaria considerable (seiscientas calorías), ser capaz de soportar La combinación de grasa y harina de avena daba lugar a un ladrillo, y el azúcar apenas enmascaraba el amargor del chocolate negro. La combinación de grasa y harina de avena la convertía en un ladrillo, y el azúcar apenas enmascaraba el amargor del chocolate negro. Como estaba diseñada para aguantar el calor, era casi imposible morderla. La mayoría de los hombres tenían que afeitarse las rebanadas antes de poder masticarla. Y así, se creó la barra Logan. El envoltorio indicaba que la Ración de Campo D debía comerse lentamente durante una media hora, o podía disolverse desmenuzándola en una taza de agua hirviendo y consumirse como bebida.

Debido a mis calificaciones en los exámenes estandarizados del Ejército, me sacaron de mi unidad para un SLPP (programa especial de desempeño de liderazgo) de tres días impartido por un teniente de West Point y un suboficial. Este último, el sargento instructor Whitley, era una figura imponente con dos misiones en Vietnam. Había perdido la parte distal del dedo anular y tenía profundas cicatrices en el labio y en el lado derecho de la cara, provocadas por una mina Claymore (para ser precisos, la M18A1). Su inventor, Norman McCloud, le dio el nombre de una espada medieval escocesa. La mina es detonable por mando y direccional y tiene una capa de explosivos C-4 detrás de una resina epoxi incrustada con setecientas bolas de acero de ocho pulgadas. En letras de setenta y dos puntos, advierte: "De frente hacia el enemigo". Las minas se colocaron en el perímetro, pero durante la noche, el Viet Cong las giró hacia los amigos. Malherido, Whitley fue desplegado fuera de la zona de combate y acabó en Fort Dix, entrenando reclutas.

Disfruté con este programa. Era la primera vez en mi vida que sentía que podía ser alguien a quien la gente siguiera y admirara. El destino tejió un pesado hilo en el tejido de mi vida.

Nos graduamos en el campo de entrenamiento, y algunos de mi compañía fueron a la instrucción de infantería o a otras armas de combate y luego a Vietnam. A mí aún me quedaban dos programas por completar: Basic Medic, 91A, en Fort Sam en Houston, Texas, y Advanced Practical Nursing Training, 91B, en Fort Jackson en Carolina del Sur. Al graduarme, me ascendieron de soldado raso a soldado de primera clase (PFC) y pensé que iba camino de una carrera de veinte años. El destino no estuvo de acuerdo y volvió a tejer un hilo del tapiz de mi vida para mejor.

Capítulo 8

Allí estábamos, soldados del Ejército en servicio activo y WACs, sentadas en la clase de medicina básica 91A. El Ejército estaba integrando el Cuerpo Femenino del Ejército en el ejército regular. El Women's Army Corps se fundó en 1942 como Women's Army Auxiliary Corps (WAAC) y un año más tarde se convirtió en una rama del ejército estadounidense. El WAAC adoptó como insignia a Palas Atenea, diosa griega de la victoria y la virtud femenina, sabia en la paz y en las artes de la guerra. Atenea era hija de Zeus, y no tuvo madre, ya que surgió de la cabeza de Zeus completamente crecida y vestida con una armadura dorada. Los WAC cubrían tres grandes especialidades. Los más brillantes y ágiles fueron entrenados como operadores de centralita. A continuación venían los mecánicos, que necesitaban una gran aptitud para los equipos y capacidad para resolver problemas. Las panaderas solían ser las reclutas con peor puntuación y sus compañeras del WAC las tachaban de menos inteligentes. El Cuerpo Femenino del Ejército se disolvió en 1978. En 2015 se jubiló Jeanne Price, la suboficial más veterana y último miembro del Cuerpo Femenino del Ejército.

Sentada a mi lado estaba la rubia más guapa que he visto nunca: unos bonitos faros y una sonrisa radiante. La insignia de su solapa era la diosa Atenea. Por el rabillo del ojo, una mano relampagueó y me arrancó el manual de las manos. Esta joven estaba frustrada porque no podía seguir las instrucciones y quería leerlas por sí misma. La integración de las mujeres en el ejército regular no iba sobre ruedas; había escasez de manuales, y los chicos los recibían primero.

Me enamoré de Atenea, la diosa griega de la guerra, el símbolo del Cuerpo Femenino del Ejército y la diosa encarnada de Sharon. Me ardía la sangre.

Los hombres hacíamos la inusual guardia nocturna contra incendios en los barracones, pero además teníamos la patrulla de puestos. Recorríamos seis manzanas cuadradas alrededor de los edificios en busca de insurgentes y asegurándonos de que estos valiosos bienes pertenecientes al gobierno de Estados Unidos no fueran robados. Íbamos bien armados con una porra. Nadie iba a tomar ninguno de mis edificios.

Al cabo de unas tres semanas de entrenamiento, tres soldados decidimos invitar a algunos de los WAC a una cita en grupo en el River Walk de San Antonio, a unos ocho kilómetros de distancia. Salimos del puesto en taxi hacia el River Walk y nos detuvimos en el impresionante Hilton Palacio del Río. Pedimos bebidas y cena, y sirvieron a todos menos a Sharon. Se olvidaron de su pedido. Después de aquello, el paseo fluvial de San Antonio se convirtió en un lugar especial para nosotros.

El Paseo Fluvial es una visita obligada. En la década de 1920 se planificó como un canal cubierto de hormigón para controlar las inundaciones, pero el visionario arquitecto Robert Hugman y un grupo de ciudadanos conservacionistas lo salvaron. Cuenta con una serie de pasos de agua con restaurantes, hoteles y bares a cada lado, estrechas pasarelas y hermosos puentes de piedra. Icónicas barcazas transportaban a la gente río arriba y río abajo. Nos gustó sentarnos en la barcaza, pero no prestamos atención al piloto que describía el río y los lugares históricos. Estábamos enamorados, y era tan agradable estar apretujados a su lado. Hasta el día de hoy, mi corazón se calienta al pensar en estar con Sharon en el Paseo Fluvial.

Me puse muy valiente un viernes al final de una clase sobre vendajes. Sharon era mi compañera, y me gustaba ponerle el cabestrillo en el hombro sobre su pecho bastante grande. La recogí en su barracón y fuimos andando a una pequeña pizzería del puesto. Pedimos y nos sentamos a mirarnos a los ojos, empezando a ver la chispa que enciende las brasas del amor. Dos horas después, aún no había pizza y éramos los únicos en la pizzería. ¡Se habían olvidado de nuestro pedido!

Alrededor de la octava semana de clase, con la graduación a la vuelta de la esquina, supe que tenía que mover ficha. Le pedí a Sharon un fin de semana en el centro de San Antonio. Ella aceptó, y yo estaba navegando hacia la luna. Aquí estaba yo, un chico de diecinueve años lleno de testosterona anticipando un fin de semana con una hermosa rubia natural de veinticuatro años. No teníamos mucho dinero, así que nos registramos en el Hotel Crockett, junto al Álamo. Fue construido en 1909 y se dice que está embrujado por las víctimas de las sangrientas batallas. No vimos ni oímos ni nos interesó ver ni oír ningún fantasma. Estábamos en medio de un apasionado acto de amor que no cesaba. Intentamos estudiar para los exámenes finales. Una asignatura era anatomía, así que descubrimos la del otro. Las Parcas tejieron un fuerte trozo de hilo aquel fin de semana que permanece siempre en el tejido de mi vida.

Nos graduamos en la escuela 91A y, lamentablemente, nos destinaron a destinos diferentes. Ella se fue a Fort Lee, en Virginia, para incorporarse al Octogésimo Quinto Batallón de Apoyo al Combate. Yo fui a Fort Jackson, en Carolina del Sur, para mi formación médica avanzada del 91C.

Capítulo 9

¿Quién era esa mujer que se había apoderado de mi corazón?

Creció en Wisconsin, y tenía un hermano mayor, Larry, y una hermana, Vicky. También era muy tímida, así que sus padres la apuntaron a ballet. Recibió clases de una antigua bailarina rusa. Ésa sí que es una buena forma de ayudar a una niña tímida: ponerla delante de un instructor severo y con bastón.

Le encantaba bailar e incluso se inventaba sus propias producciones con su vecina Jennine. Fabricaba su propio proyector con una lupa y vendía entradas para sus eventos, luego pedía dinero adicional a los asistentes para comprar limonada y pretzels. Ya de niña sabía cómo ganar dinero.

Le encantaban los gatos (tenemos seis) y, de niña, una vez trajo a casa un cadáver congelado. Su madre se horrorizó, pero le dijo: "Pongamos al gato detrás, coloquémosle una manta encima y démosle un poco de leche. Cuando el gato se caliente, podrá irse a casa". Sharon estaba extasiada, pero cuando su padre llegó a casa, su madre le obligó a deshacerse del gato. Al día siguiente, Sharon estaba emocionada porque, obviamente, el gatito se había ido a casa.

Su familia se trasladó de la conservadora Wisconsin a California en los años sesenta. Experimentaron un choque cultural total, no sólo por el entorno social, sino también por el calor agobiante frente al frío del Upper Midwest.

Pasó por relaciones muy difíciles de las que nunca habló. Se casó por despecho con un hombre maltratador y dependiente de los opiáceos que se quedaba en casa bebiendo mientras ella trabajaba en un bar de Reseda. Cuando la tensión emocional se hizo demasiado fuerte, se alistó y el destino tejió un hilo que cambió su vida y la mía.

Capítulo 10

Me dieron cuatro semanas de permiso antes de que tuviera que volver a puerto a Fort Jackson. Sharon volvió a California para arreglar algunas cosas antes de presentarse en Fort Lee. Me paseé por la ciudad con mi uniforme del ejército y mi corte de pelo de bola blanca. Los manifestantes se burlaban de mí, pero yo los ignoraba. Había aceptado el reto de servir a mi país. Me preguntaba si volvería a ver a mi hermosa WAC. Entonces, de repente, recibí una carta. Sharon necesitaba que volara a California para ayudarla a transportar sus enseres domésticos a Virginia. Aproveché la oportunidad.

Me alegré mucho de volver a verla. Conocí a su madre, Inez, y a sus hermanos, Vicky y Larry. Sharon y yo alquilamos un pequeño camión, hicimos las maletas y nos dirigimos al este por la I-40; cruzamos ocho estados y recorrimos casi 2.600 millas. Como esto era antes del GPS, utilizamos el clásico TripTik de la AAA, pasando una página tras otra.

Parábamos a cenar y nos alojábamos en algún pequeño hotel de la interestatal. Después de cenar, volvíamos a la habitación, hacíamos el amor y charlábamos largo y tendido. Finalmente nos dormíamos, nos despertábamos a la mañana siguiente y volvíamos a empezar kilómetro tras kilómetro. En Fort Lee, nos despedimos emocionados y me dirigí hacia el sur, a Carolina del Sur.

Ejército 91C, Especialista en Enfermería Práctica, era un curso de cincuenta y dos semanas. Nos alojaban de dos en dos en un gran barracón junto al Moncrief Army Community Hospital. Mi compañera de cuarto, Geno, era de ascendencia húngara y de Pottstown, Pensilvania. Tenía una prometida en casa y le gustaba ir a verla en coche los fines de semana. Ideamos un plan. El viernes, una vez terminadas las clases, cargamos su coche y nos dirigimos a Virginia por la I-95. Él me dejaría en casa de Sharon. Me dejaría en el apartamento de Sharon y luego seguiría hasta Pottstown.

De Fort Jackson a Fort Lee había unas 350 millas; Pottstown estaba a otras 299 millas. El domingo volvimos a Fort Jackson de madrugada, dormimos un poco y fuimos a clase. Hicimos esto constantemente durante casi un año.

Sharon y yo éramos tan pobres que no teníamos cama, así que tiramos de los cojines del sofá y nos hicimos una. Con su devolución de Hacienda compramos nuestra primera cama. La desgastamos. Bebíamos licor barato de Boone's Farm y planeábamos mañanas sin límites. Ella seguía diciéndome que yo tenía potencial, que podía ser alguien y hacer grandes cosas. Yo era escéptico, pues siempre me habían dicho lo contrario.

A principios de la primavera de 1974, le pedí que se casara conmigo, y me dijo que sí. Fui a ver al capellán católico de Fort Jackson para hablar de casarme con esta no. mujer católica. Coronel severo e inflexible, dijo que no nos casaría a menos que Sharon se convirtiera. Le dije: "No puedes decirle cómo o qué hacer". Fin de la discusión. Llamé a Sharon con la mala noticia y me dijo que preguntaría a un capellán de su puesto. Encontró al capitán Welch, un joven sacerdote progresista, y le dijo que quería casarse pero que había un problema.

"¿Cuál es el problema, no puedes encontrar un chico?"

"No", contestó ella, y luego le dijo que había encontrado a un tipo muy majo, pero que su capellán no celebraría la ceremonia a menos que ella se convirtiera.

Welch dijo que haría el papeleo y nos casaría.

Como Sharon estaba en servicio activo, tenía que pedir permiso a su oficial al mando, y las órdenes tenían que salir del Pentágono. De lo contrario, una mujer en servicio activo que se casara podía ser dada de baja. También tuvimos que solicitar dos licencias matrimoniales: una del estado de Virginia y otra del Departamento de Defensa.

Planeamos nuestra boda para el fin de semana del Día del Trabajo y solicitamos un pase de tres días. Mis padres y hermanos tomaron el autobús Greyhound de Allentown a Petersburg, Virginia. Sharon planeó toda la boda como un pequeño acontecimiento, ya que no teníamos dinero. Nos casamos el 31 de agosto de 1974 en la capilla Liberty del puesto de Fort Lee. Me adelanté a la capilla con mi padre y mis hermanos. Sharon iba a ir en coche a su propia boda con mi madre, pero el servicio se retrasó cuando mi madre se puso tan ansiosa que enfermó físicamente. Finalmente se calmó y Sharon la llevó a la ceremonia. Mi padrino fue mi amigo Tommy, del garaje de Ganci, que vino desde Allentown. Un vocalista cantó "Desiderata" de Max Ehrmann, un poema en prosa que reflexiona sobre cómo la vida puede ser toda una lucha, un recordatorio conciso e inspirador para mantener altos los ideales, tratar a los demás con amabilidad y ser gentiles con nosotros mismos.

Al final de la ceremonia, el capitán Welch firmó la licencia de matrimonio, pero había un problema. Sharon se casó con mi padre. Su inicial del segundo nombre es *S* y la mía es *H*, pero el secretario escribió *S* en lugar de *H*. "No te preocupes", dijo nuestro imperturbable capitán. "Estará corregido el lunes por la mañana".

Pasamos la luna de miel en el Smith Mountain Lake Resort, no lejos de Fort Lee. Volví a Fort Jackson luciendo mi nuevo anillo de boda, que compramos en el economato. Aún me quedaban cinco meses de entrenamiento en el 91C, así que al principio sólo nos veíamos los fines de semana. Yo escribía todos los días, y ella también. Aún conservamos esas cartas.

También llamaba al menos dos veces por semana al teléfono público del cuartel. Yo ya tenía un puesto garantizado en el Patterson Army Community Hospital de Fort Monmouth, en el norte de Nueva Jersey. Cuando Sharon recibió la orden de trasladarse a Fort Monmouth, por fin estábamos juntos, y el destino tejió otro hilo de oro en el tapiz de mi vida.

Capítulo 11

Encontramos un apartamento en la cercana Hopewell. Fort Monmouth se fundó en 1917 como Camp Little Silver y, en la década de 1940, se convirtió en el cuartel general del Cuerpo de Señales del Ejército de EE UU. El puesto contaba con un interesante edificio de seguridad de alto nivel con forma de hexágono.

Empecé en el hospital como 91C en la sala de urgencias de ambulancias. Era miembro del SME y atendía a pacientes agudos y crónicos. La sala de urgencias de la ambulancia funcionaba como una sala híbrida de urgencias y cuidados urgentes.

Sharon cambió su MOS de enfermería básica a psicología. Tenía una licenciatura en psicología por el Pierce College de San Fernando Valley. Obtuvo el título de especialista en ciencias del comportamiento, MOS 91F, y fue asignada a la clínica ambulatoria de psiquiatría.

La vida era buena. Estábamos enamoradísimos y nos moríamos de ganas de vernos cuando salíamos del servicio. Me ascendieron a especialista de quinta clase y a Sharon a especialista de cuarta clase. Ella hizo un curso por correspondencia del ejército sobre nutrición y dietética y decidió que eso era lo que quería en una carrera una vez que nos dieran el alta para el servicio activo. Yo quería quedarme en el ejército veinte años y ser paramédico. No estaba en sus planes. Hicimos un par de cursos por las tardes en el Brookdale Community College como preparación para el ACT.

El puesto organizaba un concurso para elegir al soldado del mes. Ningún miembro de la unidad hospitalaria había ganado nunca, ya que Fort Monmouth era la sede de la Escuela Preparatoria de la Academia Militar de los Estados Unidos. Me presenté al concurso, un calvario de ocho horas de inspección de uniformes, porte militar, ejercicios y ceremonias, y conocimientos militares.

Me preguntaron: "¿Dónde está el edificio número 1 del puesto?". ¿La respuesta? En la base del asta de la bandera.

¿Qué se encuentra en lo alto del mástil? El camión.

¿Qué se guarda en el interior del camión?

Una navaja, una cerilla, una bala, un grano de arroz y un penique. Los objetos se utilizarán en caso de invasión enemiga. Si el enemigo invade la base, el último superviviente debe trepar por el mástil de entre 15 y 20 metros, desatornillar el camión, despojar la bandera con la navaja, darle una jubilación adecuada con la cerilla, comer el grano de arroz para coger fuerzas y cegar al enemigo con el penique. A continuación, el superviviente desentierra la pistola enterrada a seis pasos de la base del poste y se pega un tiro, por lo que no puede ser hecho prisionero.

Fui el primero de la unidad hospitalaria en ganar el concurso. Me dieron un brazalete especial, aparcamiento reservado en el economato y todo tipo de cheques regalo. El comandante de mi hospital, el coronel Max, estaba fuera de sí. Me llamó a su despacho y me preguntó cuáles eran mis objetivos a largo plazo. Le dije que la opción de ser paramédico, pero que mi mujer estaba totalmente en contra y quería que estudiara medicina a lo grande. Me miró un momento y me dio un consejo: "Escucha a tu mujer. Siempre tiene razón. Ahora retírate".

El 30 de junio de 1976 nos licenciaron con honores del Ejército de Estados Unidos. Ambos recibimos la medalla del Servicio de Defensa Nacional, y yo recibí la Medalla de Encomio del Ejército. Hicimos las maletas y nos dirigimos a California. El destino nos deparaba un nuevo destino.

Capítulo 12

Nos mudamos a un apartamento de un dormitorio en la calle Pr airie de Northridge, a pocas manzanas de la Universidad Estatal de California-Northridge. Podíamos ir andando a clase. Había que matricularse en cada clase yendo de estación en estación, recogiendo una tarjeta con la información del curso y dirigiéndose al centro informático para comprobar el horario. Si se sincronizaba, ya estaba. Si no, había que buscar clases de sustitución. Sharon estaba cursando los dos últimos años de la licenciatura en nutrición y dietética. Yo empezaba los cuatro años de la licenciatura en biología para premedicina. Sharon no estaba de acuerdo con el plan de estudios de su asesor y me preguntó por qué escuchaba a esa gente. ¿Acaso entraban en la facultad de medicina? Tenía razón, como siempre, porque en mi primer semestre saqué un suspenso en química. Encontró en el catálogo de CSUN un programa de salud medioambiental y ocupacional con clases interesantes y los cursos de premedicina necesarios diseñados específicamente para la titulación. Me trasladé de la Facultad de Ciencias y Matemáticas a la Facultad de Salud y Desarrollo Humano. El semestre siguiente saqué sobresalientes. Las cosas mejoraban. La carrera de Medicina parecía ahora factible.

Solicité plaza en treinta y cinco facultades de medicina, tanto de DO como de MD, y tuve numerosas entrevistas. Incluso rechacé algunas. Investigué las diferencias entre los médicos alópatas (MD) y los osteópatas (DO). Ambos estaban reconocidos y autorizados para practicar todos los aspectos de la medicina y la cirugía. Andrew Taylor Still, MD, rechazó el sistema imperante de prácticas médicas a través de el decimonoveno siglo XIX. Sus técnicas técnicas se basaban en la realineación anatómica para mantener la homeostasis corporal y la curación y para diagnosticar y tratar enfermedades, y llamó a sus prácticas osteopatía.

Lo que realmente me gustaba de la filosofía osteopática era que consideraba el cuerpo como una unidad, y la persona representa una combinación de cuerpo, mente y espíritu. El cuerpo es capaz de autorregularse, autocurarse y mantener la salud. Estructura y función están recíprocamente interrelacionadas. El tratamiento racional se basa en la comprensión de estos principios: unidad del cuerpo, autorregulación e interrelación de estructura y función. En la medicina moderna, muchas de las distinciones entre médicos alópatas y osteópatas se han ido erosionando. Todos los médicos alópatas y osteópatas (DO) se forman en los mismos programas del Consejo Acreditador de Educación Médica de Posgrado (ACGME).

Un médico osteópata es un médico centrado en el paciente con licencia completa. Un DO tiene plenos derechos de práctica médica en todo Estados Unidos y en cuarenta y cuatro países. En el siglo XXI, la formación de los médicos osteópatas en Estados Unidos es equivalente a la de los doctores en medicina (MD). Los médicos osteópatas cursan cuatro años de medicina seguidos de una residencia. Utilizan métodos convencionales de diagnóstico y tratamiento, pero con la formación añadida en OMT, el derivado moderno de las técnicas de Still, trabajan en todas las especialidades.

Me entrevistaron en la Facultad de Medicina Osteopática de la Universidad Estatal de Michigan en febrero, dejando el sur de California por dieciséis pulgadas de nieve. Me entrevistaron en la Universidad de Minnesota, de nuevo con un frío glacial, y no me gustó el ambiente; los estudiantes parecían humanoides estresados y privados de sol. También me invitaron a una entrevista regional en la Facultad de Medicina de Harvard. Volé a San Francisco para reunirme con el decano de admisiones, el doctor Ogelsby Paul. Era el típico bostoniano con acento y pajarita.

Por último, me entrevisté con el Texas College of Osteopathic Medicine (TCOM) de Fort Worth. Fue una entrevista fantástica. Percibí un ambiente diferente, uno que me hacía sentir bien.

Llegaron los rechazos, pero también las cartas de aceptación. Me aceptaron en la Universidad de Minnesota, en Harvard y en otras diez universidades. Luego llegó la que realmente quería: TCOM. Me enviaron una carta de aceptación y me pidieron un $100 de depósito para mantener mi lugar en la clase de 1986. Estaba haciendo la cosa más improbable de mi vida. Iba a estudiar medicina.

Me licencié en salud ambiental y ocupacional en CSUN. Sharon obtuvo un máster en nutrición y dietética. Nos fuimos a Texas y empezamos una carrera tremendamente satisfactoria en medicina.

Capítulo 13

El Texas College of Osteopathic Medicine, t a primera facultad de medicina osteopática de Texas, se fundó en 1970 en la quinta planta del Fort Worth Osteopathic Hospital. Los fundadores fueron tres: Los doctores Carl Everett, D. D. Byer y George Leibel, todos los cuales tuvieron una visión extraordinaria de una facultad de medicina en Fort Worth. En agosto de 1982, comencé esta aventura de toda la vida en la educación médica.

Nuestra clase empezó con cientos de estudiantes, pero sólo el 10% podía ser de fuera del estado. Yo era uno de ellos, ya que aún tenía la residencia en California. Mi matrícula fuera del estado ascendía a 1.500 dólares por semestre, fácilmente pagables, ya que Sharon tuvo la suerte de conseguir inmediatamente un puesto como jefa de dietética del hospital.

Cuando empezamos las clases, la información llegó a un ritmo vertiginoso. Nuestra presidenta de clase era del Valle del Río Grande, pero a la clase no le gustó su representación y la impugnó. Y así fue como me convertí en presidenta de la clase.

Seguimos el plan de estudios tradicional: el primer año era de ciencias básicas, el segundo de ciencias clínicas, el tercero de prácticas y el cuarto de asignaturas optativas y audiciones. Yo sabía que quería ser cirujano, así que me entusiasmó empezar el curso de cirugía del segundo año, dirigido por el jefe fundador del departamento. El

Dr. Russ era un larguirucho parecido a LBJ que se ponía delante de la clase y daba conferencias, pero tenía la molesta costumbre de hacer tintinear sus monedas.

Uno de los temas de cirugía era la nutrición parenteral total (NPT), que impartía un miembro junior de la facultad. El Dr. Sam estaba frustrado con nuestra clase porque no podíamos responder a ninguna de sus preguntas, así que se marchó enfadado. Como presidente de la clase, parecía mi deber acercarme a la cátedra. Estaba temblando, pero el Dr. Russ me aseguró que se ocuparía del Dr. Sam. Pronto todo volvió a la normalidad.

Hacia el final del segundo año, teníamos que empezar a planificar nuestras prácticas principales. No había programación electrónica, por supuesto. Nuestra clase se reunía en Med Ed 1 y rellenábamos las pizarras. Cada pizarra tenía una rotación, un centro y una asignación obligatoria de estudiantes. El pandemónium reinaba mientras los estudiantes rellenaban las rotaciones. Algunos miembros de la clase se angustiaban cuando no conseguían un sitio concreto y creían que sus carreras estaban acabadas. Programé todas mis rotaciones en el Hospital Osteopático de Fort Worth, que era donde trabajaba Sharon, junto al campus de TCOM.

En junio de 1984, la promoción de TCOM de 1986 salió de las aulas y entró en el ámbito clínico. Con mi formación médica militar y mi experiencia clínica, me entusiasmaba volver al entorno clínico.

Mi primera rotación fue en medicina de urgencias. El Dr. Frank era el preceptor. Trabajaba por turnos en urgencias y también estaba haciendo un doctorado en educación. En los tiempos lentos, nos llevaba aparte y nos hablaba de "modelos mentales" esotéricos y educativos. No teníamos ni idea de lo que decía. Pensábamos que sólo estábamos allí para aprender medicina de urgencias.

A continuación me programaron para medicina interna y me dieron una lista de preceptores. Sharon insistió en que rotara con el Dr. Pat, pero era un calificador duro que rara vez ponía un *sobresaliente. Me apunté* a él a regañadientes, al igual que una compañera de clase, la estudiante de medicina Kathy.

El Dr. Pat nos pedía que hiciéramos la consulta y luego le presentábamos el caso. Todos volvíamos con él a ver al paciente y él volvía a hacer la consulta. Luego volvíamos al aula para discutir el caso. Hicimos esto todos los días durante las cuatro semanas de rotación. El Dr. Pat era extremadamente inteligente; tenía dos carpetas de bolsillo, una en cada bolsillo de su bata, repletas de curiosidades médicas. Hoy en día, se podría acceder a todo a través del teléfono. Llamaba a sus archivos de bolsillo su "cerebro periférico". No creo que necesitara consultarlos. Creo que pensaba que era guay.

Un día, cuando volvíamos a rehacer la consulta, oyó un soplo que Kathy no captó, así que le pidió que auscultara las arterias carótidas. Cuando sacó el estetoscopio de su bata de laboratorio, el pintalabios y el maquillaje volaron por la habitación y golpearon a la paciente directamente en la carótida derecha. El Dr. Pat dijo: "Bueno, has encontrado el soplo".

Un viernes al mes, se ponía una camisa rosa y conducía su DeTomaso Pantera de 1971. El coche tenía un motor Ford Cleveland V8 de 5,8 litros (351 pulgadas cúbicas) y 330 CV. Era un imán para las chicas. Como he dicho, se creía guay.

El jefe del Departamento de Medicina Interna, el Dr. Mike, contrató a un talentoso gastroenterólogo de Chicago: Dr. Monty. Al Dr. Monty le gustaban las bromas y los chistes de béisbol. Se formó en los primeros tiempos de la endoscopia gastrointestinal más compleja, que era muy necesaria en Fort Worth, ya que los pacientes que requerían este tipo de procedimientos siempre eran trasladados a Dallas. Al principio no fue bien recibido por el Dr. Sam, que le dijo que ya teníamos gastroenterólogos en Fort Worth, pero el Dr. Monty perseveró y se convirtió en un solicitado gastroenterólogo y educador médico.

Hice una optativa en pulmonar y me asignaron otra facultad nueva miembro recién salido de la beca: Dr. David. Fue una rotación estupenda y aprendí muchas cosas que me han servido a lo largo de mi carrera. Una vez me puse en un ventilador mientras estaba despierto, para que pudiera sentir lo que era estar en los diferentes modos. No fue nada cómodo, pero me enseñó que no se debe dejar a un paciente conectado a un respirador durante toda la noche sólo para comodidad del médico. Llegó el cuarto año, y pronto me fui cuatro meses para las rotaciones electivas y de audición, que eran entrevistas en tiempo real sobre conocimientos médicos, resolución de problemas y aptitud para un programa.

Mi primera rotación fue en el Doctors Hospital de Columbus, Ohio. Elegí hacer una rotación torácico-vascular con el Dr. Richard, que era un tanto egocéntrico y vestía un uniforme blanco con su nombre y títulos bordados en rojo. "¿Por qué visto todo de blanco?", me preguntó una vez. Yo no tenía respuesta, así que me la dio. "Sólo el Papa puede vestir de blanco". Era un servicio muy concurrido: dos o tres toracotomías y quizá ocho casos vasculares a la semana. Era una rotación notable por su volumen, alcance y variedad. El último día, el Dr. Richard me llevó a cenar a un buen restaurante y llamó a Sharon desde Ohio al teléfono de su bolso para decirle que lo había hecho bien en su servicio.

Mi siguiente audición fue en el Grandview Medical Center de Dayton, Ohio, para hacer una optativa de cardiología. Mi preceptor, el Dr. James G., era de Houston y llevaba botas vaqueras personalizadas con el estado de Texas en plata en la puntera, Houston marcado en rojo rubí. Hicimos la ronda después del mediodía y luego nos fuimos al laboratorio de cateterismo cardíaco hasta la noche.

El Dr. James G. tenía unos cuantos acres de tierra de labranza en las afueras de Dayton con un furgón de cola de tamaño natural en la propiedad, así como la pequeña escuela de ladrillo rojo a la que asistieron sus abuelos, completamente restaurada. También tenía un puente cubierto que había conservado y que se convirtió en un monumento de Ohio. Yo estaba allí cuando el gobernador lo inauguró.

Mi última rotación de audición en el Tulsa Regional Medical Center de Tulsa, Oklahoma, me entusiasmó porque estaba designada como cardiotorácica, que era mi especialidad preferida. Tulsa Regional Medical Center se encuentra en el cruce de dos autopistas, por lo que era habitual recibir traumatismos de nivel 2 y 3. El centro contaba con residentes y becarios en casi todos los aspectos de la medicina, incluidos otorrinolaringología y oftalmología. Sharon quería que fuera oftalmólogo, pero yo no tenía ningún interés en dedicarme a las cataratas todo el día (poco me imaginaba el LASIK).

Mi rotación en cirugía cardiotorácica fue muy bien. Interactué con los residentes de cirugía general, ya que necesitaba hacer una residencia completa en cirugía general antes de la cardiotorácica. En cirugía cardiotorácica, haces una residencia formal, no una beca; de lo contrario, no puedes optar a los consejos. En todas las demás especialidades, se hace un programa básico seguido de una beca.

Hice una entrevista antes de salir de mi rotación y tuve el buen presentimiento de que allí empezaría mi formación de posgrado. El director de formación médica me llamó y me dijo que me habían seleccionado como interno para el curso 1986-87. Poco después me firmaron un contrato. Pronto me hicieron un contrato. La remuneración era de 16.000 dólares.

Volví a Fort Worth y terminé el último semestre. Tuvimos una cena la noche antes de la graduación y se anunciaron todos los honores académicos. Recibí los premios de medicina interna, cirugía y pediatría. Perdí el número 1 de mi clase por un 0,36%.

Había familiares de Allentown. Mi padre estaba en una buena fase. La familia de Sharon vino de San Antonio y California. Sharon organizó una agradable cena en el Hotel Worthington, en el centro de Fort Worth. Ella había ahorrado dinero en dos trabajos de consultoría y me compró un hermoso reloj. Al subir al escenario, pasé de ser el Sr. Yurvati al Dr. Yurvati. Nunca hubiera imaginado un momento así. Ahora me había convertido en proveedor. Las Parcas tejieron este hilo dorado en mi vida y lo unieron también al amor del tapiz de mi vida.

Hicimos las maletas y nos trasladamos a Tulsa para formarnos durante cinco años en cirugía general.

Capítulo 14

Encontramos un apartamento en la calle Ochenta y Cinco frente a la Universidad Oral Roberts. Podíamos ver la alta torre dorada de oración por la ventana.

La orientación tuvo lugar la última semana de junio de 1986, y yo entré de guardia como interno el 1 de julio. Nuestro director de educación médica, el Dr. Fred, exigió que todos los internos llevaran batas de laboratorio azul bebé, para que todo el mundo supiera que éramos novatos. Cada uno de nosotros estaba vinculado a un compañero interno; el mío era Bobbie, de Kansas, y quería ser cirujano ortopédico.

Se me concedió el solemne privilegio de decidir sobre la vida y la muerte como nuevo proveedor de asistencia sanitaria. ¡Qué miedo! La primera noche tuve que intubar, preparar a un paciente para una laparotomía y curar todos los intestinos estreñidos del hospital.

Todos teníamos que hacer un internado rotatorio PGY1, que incluía pediatría y obstetricia y ginecología. Mientras yo estaba en pediatría, la mujer de Bobbie acudió a la sala de obstetricia en trabajo de parto y necesitó una cesárea. Pediatría siempre estaba en las cesáreas para atender al recién nacido inmediatamente después del parto. Nació un bebé sano y yo me hice con las tijeras utilizadas para cortar el cordón umbilical (tras un recuento correcto de los instrumentos). Más tarde las hice chapar en oro y montar, y les coloqué una pequeña placa grabada con la fecha y la hora del parto.

El año de interno pasó rápidamente. Me entrevistaron para el programa de cirugía general y me aceptaron. Llegó el 1 de julio y estaba de guardia en mi primera noche como residente de cirugía. Dos obstrucciones intestinales pasaron por el quirófano. A la mañana siguiente, me llamó el director del programa, muy disgustado. Operé con el Dr. Hans, pero las derivaciones deberían haber ido al grupo del director del programa. ¿Cómo iba a saberlo? También fue un nuevo residente de medicina de urgencias el que llamó para las consultas. Se le pasó después de que le explicara que era Urgencias quien pedía las consultas. Poco después salió un memorándum con una lista de derivaciones de atención primaria a cirujanos del programa de formación.

Hice una rotación electiva en la Universidad de Nebraska con el Dr. Budd, un destacado cirujano de trasplantes de hígado. Uno de sus profesores, el Dr. Alan, era DO. Me enseñó muchísimo sobre fisiología, farmacología y gestión de trasplantes. Consideré la posibilidad de hacer una beca de trasplante, pero la cirugía TC era mi vocación.

Mi segunda rotación externa fue en cirugía cardiotorácica en el Deborah Heart and Lung Center de Browns Mills, Nueva Jersey. Deborah tiene una extraordinaria comienza con su fundación en 1922 como sanatorio para tuberculosos y centro pulmonar.

Cuenta la leyenda que el aire terapéutico del condado rural de Burlington fue clave para la recuperación de los pacientes. Los antibióticos pronto permitieron erradicar la tuberculosis, por lo que Deborah se centró en otras enfermedades torácicas. Cuando el Dr. Charles Bailey, médico pionero, realizó la primera operación a corazón abierto de Deborah, una estenosis mitral sin bomba, la especialidad de enfermedades cardiacas, fue adoptada inmediatamente, transformando Deborah en el único hospital de Nueva Jersey especializado en enfermedades cardiacas y pulmonares.

Mi entrevista fue con el jefe de cirugía, el Dr. Lynn. Era muy intenso, no perdía el tiempo y esperaba respuestas instantáneas de su personal. Estudió medicina en Nueva Escocia y luego hizo la residencia en Canadá. Repitió toda su formación en EE.UU., en el Brigham and Women's Hospital de Boston, y luego hizo una residencia cardiotorácica en la Universidad de Alabama con el brillante cirujano cardiaco John Kirklin.

Durante mi entrevista tratamos tres casos de tetralogía de Fallot y cinco casos cardíacos en adultos. Hice guardias con el residente de TC en la UCIC. Estuve toda la noche gestionando casos mientras él dormía. Más tarde me enteré de que le pagaba el grupo de intensivistas.

A finales de mes me ofrecieron un puesto como residente cardiotorácica y vascular. La junta exige dos años de formación cardiotorácica, pero este programa en concreto requería tres años, ya que la cirugía vascular estaba integrada en él. Así que volví a Oklahoma para contarle a Sharon la buena noticia y la no tan buena: tenía que afrontar otros tres años de formación.

Tuvimos una graduación del programa de cirugía general del Tulsa Regional / Oklahoma State University, y al día siguiente, hice mi último caso con el Dr. Larry, el jefe de ORL. Sharon no estaba contenta. Me había graduado y debería haber terminado el programa.

Capítulo 15

En Nueva Jersey, viví en uno de los apar tamientos para el personal interno. Me puse manos a la obra y, como no teníamos restricciones de horas de trabajo, era una operación de comer, beber y dormir. El Dr. Joe, el Dr. Walter y yo formábamos un equipo sólido. El servicio de cardiología ronroneaba.

Tres meses después, Sharon se unió a mí y encontramos una casa de alquiler en la vecina Marlton. La contrataron como dietista jefe y ya estábamos instalados para los tres años siguientes.

En otoño de mi segundo año, fuimos a Lituania a hacer cirugía cardiaca pediátrica financiada por la Fundación Niños del Mundo. En una semana atendimos a veinticinco niños. La mayoría tenían simples defectos del tabique auricular, algunos del ventrículo y uno necesitaba reparación de la tricúspide. Fue toda una experiencia: Rusia había concedido la independencia a los países bálticos, y pude ver de primera mano un sistema socialista fallido: sin suministros, con pocos recursos, y con profesionales conduciendo taxis porque no había puestos para ellos. Mientras nosotros nos alojábamos en un gran hotel y íbamos en autobús todas las mañanas al hospital, nuestro jefe tenía chófer las veinticuatro horas del día y un coche. Perdí cinco kilos durante ese viaje.

Nuestro jefe hizo que nuestros técnicos de quirófano llevaran el instrumental en el avión porque, una vez de vuelta en Nueva Jersey, teníamos casos preparados para el día siguiente. Olvídate del jet lag.

Al finalizar el programa, registré 1.200 casos cardíacos, 250 pediátricos, 275 torácicos mayores y 185 vasculares.

Encontré un puesto en la plantilla de cardiología de Michigan y me incorporé a un grupo fundado por mi anterior jefe de residentes de cirugía de Tulsa, el Dr. JD. Por fin había completado todos mis años de formación y me estaba convirtiendo en un proveedor de verdad.

Capítulo 16

Finalmente, mi primer puesto como cirujano cardíaco en Lansing, Michigan. Me uní a dos cirujanos, el Dr. JD y el Dr. Greg. Yo estaba de guardia cada dos semanas y los fines de semana (ellos lo hacían cada tres). Este acuerdo debía ayudarme a crear una consulta, y así fue. Yo recibía casos y consultas, las enfermeras derivaban a familiares y los socios no estaban contentos, ya que pensaban que ellos debían ser el centro de atención.

Los inviernos en Michigan son nublados, con nieve de efecto lago casi a diario. Por suerte, nuestra casa en East Lansing estaba en la misma calle que la del alcalde, así que siempre teníamos la calle arada. Nos gustaba vivir allí, pero mi grupo era disfuncional; al cabo de dos años, lo dejé. Me planteé abrir mi propia consulta y lo exploré con el sistema hospitalario. Sin embargo, mis antiguos socios estaban de acuerdo con el consejo de administración y el director general, y el sistema retiró la oferta. Me quedé en paro como cirujano cardíaco.

Ah, pero el TCOM de Fort Worth acababa de poner en marcha un nuevo programa cardiaco y necesitaba un segundo cirujano. Sharon y yo volamos a Fort Worth y fue como volver a casa. Todo el mundo se alegró de vernos y la entrevista fue bien. Me ofrecieron un puesto por 175.000 dólares al año. Así que llegó el momento de hacer las maletas y mudarnos al sur, a un clima mejor. Fue una buena decisión escapar del ambiente tóxico y empezar de nuevo. Sentía que nos dirigíamos a un lugar maravilloso que me permitiría tener una carrera maravillosa.

Capítulo 17

Encontramos una casa en Southlake, una comunidad de lujo al norte de Fort Worth y cerca del aeropuerto de DFW. Me uní al Dr. Bill en el edificio profesional contiguo al hospital. Prestábamos todos los servicios cardíacos y torácicos de apoyo al programa de cardiología.

Una semana después de empezar en mi nuevo puesto, el Dr. Bill se fue una semana de vacaciones. Recién salida de la formación, me quedé sola. Mi primer caso fue una disección inestable de la DAI que salió del laboratorio de cateterismo y, para complicar las cosas, se sometió a mastectomías bilaterales de Halsted y a radiación de cobalto en el tórax en los años cincuenta. Le fue bien en el postoperatorio y, con los años, le hicimos endarterectomías carotídeas bilaterales y bypass femoro-poplíteo. Su esternotomía tardó tres años en cicatrizar. Fue todo un esfuerzo, con vacunas para las heridas e injertos de piel de grosor parcial.

Empecé a crear una base de remisiones y realizaba operaciones a corazón abierto y algunos casos torácicos y vasculares. Unos dos años más tarde, estaba cubriendo el fin de semana para mi compañero cuando una señora a la que había operado por exposición espinal desarrolló una obstrucción intestinal incompleta que acabó convirtiéndose en intestino isquémico. Pocos días después, falleció. Recibimos la notificación de una demanda por negligencia -mi introducción al ámbito de la responsabilidad civil.

En mi declaración aprendí qué y cómo responder a las preguntas sin caer en trampas. Al final, estábamos en la sala del tribunal, juzgando el caso ante un juez y un jurado. No fue agradable. Había visto a la señora un fin de semana y nunca la había operado, pero el abogado de la demandante me mantuvo en el estrado durante una semana entera. El jurado entró en deliberación tras tres semanas de testimonios, y durante este tiempo se nos propuso llegar a un acuerdo. Me mantuve firme y nuestros abogados siguieron presionándonos. Cuando el jurado no pudo llegar a un acuerdo sobre el veredicto y el juez anuló el juicio, los demandantes solicitaron inmediatamente que se repitiera. Busqué otro abogado que me defendiera solo a mí. Mi gran error había sido compartir abogados litigantes con mi compañero. Aguanté y me despidieron sumariamente; él pagó un acuerdo multimillonario.

No era feliz en la práctica privada. Quería más una carrera académica, pero TCOM no tenía una vacante de cirugía. Conseguí una oportunidad de investigación en el Departamento de Fisiología Integrativa con el Dr. Perter, que tenía becas de la NASA y los NIH. Iba al laboratorio y alineaba a los sujetos con un catéter arterial y una vía central, y luego me iba a mi jornada en el quirófano o en la consulta. El laboratorio era sólido y fui coautor de múltiples publicaciones.

Por aquel entonces, empecé a colaborar con el Dr. Bob, que utilizaba un corazón aislado de cobaya para estudiar el piruvato como fuente de energía, eliminador de radicales libres y por sus efectos hemodinámicos positivos. Le propuse que consiguiéramos una máquina de circulación extracorpórea y pusiéramos a algunos cerdos en bypass.

Capítulo 18

El piruvato es un compuesto importante en bioquímica emistry, el resultado del metabolismo de la glucosa, que se conoce como glucólisis. Una molécula de glucosa se descompone en dos moléculas de piruvato, que se utilizan para obtener más energía de dos maneras. El piruvato se convierte en acetilcoenzima A, que es el principal insumo para una serie de reacciones conocidas como ciclo de Krebs (o ciclo del ácido cítrico o ciclo del ácido tricarboxílico, porque el ácido cítrico es uno de los compuestos intermedios que se forman durante las reacciones). El piruvato también se convierte en oxaloacetato, que repone los intermediarios del ciclo de Krebs; además, el oxaloacetato se utiliza para la gluconeogénesis. Estas reacciones deben su nombre a Hans Krebs, bioquímico galardonado con el Premio Nobel de Fisiología en 1953, junto con Fritz Lipmann, por sus investigaciones sobre los procesos metabólicos. Recibimos una importante subvención para continuar nuestra investigación. Tomamos nuestros datos y obtuvimos un ensayo clínico aprobado por el IRB, y los resultados fueron fantásticos.

Si no se dispone de suficiente oxígeno, el ácido se descompone anaeróbicamente, creando lactato. Piruvato de la glucólisis El piruvato es una intersección clave en la red de vías metabólicas. Bob había estudiado este compuesto como postdoctorando y se le considera un gran experto en piruvato, así que modificamos una solución de cardioplejía, que se utiliza para detener el corazón en bypass. Lo hicimos en una serie de cerdos y descubrimos los efectos positivos del compuesto en el corazón detenido. A partir de ese trabajo, obtuvimos otra subvención para estudiar la biología molecular y el mecanismo por el que el piruvato protegía al corazón durante la parada y por el que el corazón se recuperaba más rápidamente tras el bypass.

Hemos tenido la suerte de formar a excelentes estudiantes de doctorado en el laboratorio. Todos han encontrado residencias competitivas y se han convertido en clínicos/científicos competentes.

Capítulo 19

El destino sigue tejiendo los hilos de tu vida. ¿Qué posibilidades hay de que te admitan en una facultad de medicina y te den la oportunidad de salvar vidas? Era un viernes por la tarde y recibí una llamada STAT del laboratorio de cateterismo: El Dr. Marty tiene un paciente de noventa años con un infarto agudo de miocardio en el que se ha disecado la arteria LAD durante la angioplastia, y el paciente necesita cirugía cardíaca urgente. Por cierto, ¡el paciente es el Dr. Carl, uno de los fundadores de TCOM! Realizamos un bypass triple y utilizamos todos los agentes que habíamos estado investigando en nuestro laboratorio: aprotinina para reducir la hemorragia, hormona tiroidea para mejorar la función cardiaca y mucha suerte. Se le recordará por haber salvado al fundador o por haber perdido al paciente. El Dr. Carl se recuperó de forma extraordinaria y vivió hasta los noventa y siete años.

Un año más tarde, recibí una llamada del laboratorio diciendo que mi antiguo decano, el hombre que firmó mi diploma, necesitaba una sustitución de la válvula aórtica por una estenosis aórtica grave. Así que nos fuimos al quirófano y sustituimos con éxito la válvula aórtica del Dr. T. Eugene. ¿Qué posibilidades hay de que te admitan en una facultad de medicina y operes a un fundador *y a* su decano? El destino me estaba poniendo a prueba. En cirugía cardíaca, o triunfas o fracasas. No hay término medio.

Todos los procedimientos se llevaron a cabo en uno de los últimos hospitales osteopáticos independientes del estado: el Centro Médico Osteopático de Texas. El hospital cerró el 8 de octubre de 2004, enviando a mil empleados, trescientos médicos y sesenta internos y residentes a buscar empleo con apenas veinticuatro horas de preaviso. Yo fui el último jefe del personal médico. Retiré la placa de la quinta planta, que señalaba la fundación de TCOM, y la saqué a toda prisa del edificio pasando por delante de los guardias de seguridad contratados para impedir que gente como yo hiciera cosas así. También me llevé a hurtadillas el mazo utilizado por todos los jefes de gabinete desde 1946. Ambos objetos se encuentran en la sala de libros raros del Centro de Ciencias de la Salud de la Universidad del Norte de Texas.

El personal médico se dispersó por otros hospitales de Fort Worth. Mi consulta cardiotorácica y todos los programas de formación de posgrado se trasladaron al Plaza Medical Center, ahora Medical City Fort Worth, un hospital de HCA. MCFW dispone de un quirófano cardiovascular en la cuarta planta, alejado del quirófano principal. Me hice cargo de la sala 2 y construí una vigorosa práctica quirúrgica torácica con derivaciones de las ciudades cercanas de Weatherford y Granbury.

Realizábamos más de 120 intervenciones torácicas importantes al año y éramos la unidad de oncología torácica de referen

Capítulo 20

La historia del xifoides

Permítanme que les cuente la historia del xifoides. Me remitieron a un jugador de baloncesto de instituto que sufría un fuerte dolor subesternal alrededor del xifoides (cartílago situado en la base del esternón, la protuberancia al final del esternón). Yo era el médico número 13 y diagnostiqué una afección poco conocida: xifoidalgia. Recomendé a los padres una extirpación quirúrgica del cartílago, y los resultados fueron notables. Su hija se reincorporó al equipo del Brock High School, que posteriormente ganó dos campeonatos estatales consecutivos.

Este caso índice provocó una explosión de remisiones. El UNTHSC colgó un vídeo en YouTube, y cualquier búsqueda de dolor xifoideo o xifoidalgia me etiquetó. Pronto recibimos llamadas de todo Estados Unidos y otros países; pacientes que habían sufrido durante años y habían fracasado en múltiples terapias acudían a Fort Worth para someterse a la operación. Un paciente notable de los Países Bajos, un francotirador militar, experimentaba dolor en la zona xifoidea al colocarse en decúbito prono. Como expertos en esta cirugía, recibimos el permiso del Departamento de Defensa de EE.UU. y de los Reales Marines Holandeses. El francotirador obtuvo unos resultados extraordinarios y su precisión mejoró un 100%.

Publicamos la mayor serie mundial de cirugías de xifoides en la revista *International Surgery*. El recuento final fue de más de noventa procedimientos, e innumerables pacientes mejoraron o quedaron completamente libres de dolor.

Un guitarrista de blues de Colorado, Zakk DeBono, nos encontró en YouTube y vino a Fort Worth. La guitarra le causaba presión xifoidal. Ahora está completamente curado y su carrera ha despegado. Tiene tanto talento que preveo contratos de grabación y un futuro Grammy.

Capítulo 21

Quizás uno nunca espera alcanzar notoriedad internacional l. Mi primer contacto con el profesor Terry fue en una reunión de la Sociedad de Cirugía Torácica en San Antonio. Yo estaba investigando la filtración leucocitaria y el bypass cardiopulmonar para reducir la fibrilación auricular postoperatoria. Esta complicación, que se cree que se debe a la inflamación, se produce en aproximadamente el 25% de los pacientes tras el bypass. Desarrollé un protocolo que combinaba la filtración leucocitaria (mecánica) y la aprotinina (farmacológica), y la fibrilación auricular se redujo drásticamente al 8%.

Mi representante de filtración me presentó al profesor Terry, que me invitó a presentar un póster en la conferencia anual sobre filtración terapéutica y circulación extracorpórea (TFEC) que se celebra en Londres, en el famoso Hospital Hammersmith. Nunca había estado en Londres, así que pensé que sería una reunión apropiada a la que asistir. Unas tres semanas antes, el profesor Terry me llamó y me dijo que un ponente estaba enfermo y que me necesitaba desesperadamente como ponente. Me pedía que convirtiera el póster en un manuscrito completo, ya que las actas se publicarían en la revista *Perfusion*. Y la secretaria del profesor Terry, Karen, ¡no me dejaría entrar en la reunión sin el manuscrito listo! Así que convertí obedientemente el póster en un manuscrito y me fui a mi primera visita al Reino Unido.

La reunión era en un viejo auditorio con bancos y suelo de madera. Hice la presentación y se hizo el silencio. El profesor Kent, jefe del departamento y destacado cirujano cardíaco (la aprotinina se dosifica mediante la "dosificación de Hammersmith", que él desarrolló), se levantó, y yo esperaba que me machacaran. En lugar de eso, machacó a su gente, preguntándoles por qué no habían pensado en mi plan. Me sentí abrumado. La cena de ponentes de esa noche fue deliciosa. Todos los años me invitaban a volver y, al final, actuaba de moderador. El profesor Terry me consiguió una plaza de profesor visitante en el Imperial College de Londres. Estuve allí durante el atentado de Londres del pasado 7 de julio de 2005. Fue surrealista ver Londres cerrado y realmente tranquilo.

El profesor Terry dejó el Imperial College y regresó a su casa de Glasgow (Escocia) y a la Universidad de Strathclyde, donde se doctoró. Allí también me consiguió una plaza de profesor visitante; fui el primer DO desde la fundación de la universidad en 1796. Seguimos desarrollando la investigación en colaboración entre la UNTHSC y Strathclyde.

Siempre que viene el profesor Terry, insiste en quedarse en la "finca Yurvati", ya que le encanta nuestro fantástico jardín. Le he llevado a Fort Worth Stockyards, a Billy Bob's Texas y a otros lugares. En Billy Bob's, conseguí que se sentara en la zona de los jueces, encima de los toboganes; le fascinaba que se pudiera enrollar una cuerda alrededor de las pelotas de un toro y montarlo. ¡Puro Texas!

En una de sus visitas, fuimos al Baile del Presidente, un acto de recaudación de fondos de la universidad. Él llevaba su falda escocesa y yo un esmoquin. Parecíamos Highlander y James Bond. Salió a fumar y junto a él había otro caballero con falda escocesa que miró a Terry y le preguntó si estaba allí para una boda. Terry respondió: "No, amigo, en realidad soy de Escocia".

Nuestras colaboraciones UNTHSC-Strathclyde exploran la combinación de sus dispositivos mecánicos con nuestras soluciones sobrealimentadas de preservación de tejidos y energía. La hipótesis de nuestros equipos es que podemos preservar los miembros heridos de los soldados en el campo de batalla y reducir significativamente la tasa de amputaciones. Este es un aspecto muy gratificante de mi carrera.

Capítulo 22

En la facultad de medicina nos enseñaron que la hematuria de painles es cáncer hasta que se demuestre lo contrario. Sharon tuvo dos episodios de hematuria; su atención primaria fue agresiva y obtuvo cultivos y una tomografía computarizada de los riñones, y no mostró nada aparte de muchos glóbulos rojos en la orina. A continuación, nos sometimos a una cistoscopia. Las fotos de la cistoscopia eran muy preocupantes por el efecto de estallido de estrellas en la cúpula de la vejiga (he visto el mismo patrón en la superficie del pulmón en pacientes con adenocarcinoma). Patología informó de adenocarcinoma de uraco, un tumor poco frecuente -uno entre 5 millones- con un 32% de probabilidades de sobrevivir cinco años. Se lo conté cuando el urólogo me llamó con el informe. Los dos lloramos, sentados juntos en el sofá, preguntándonos cómo y por qué.

Nuestro amigo oncólogo, el Dr. Bibbas, nos remitió a un urólogo oncólogo formado en el MD Anderson, y planificamos una cistectomía parcial asistida por robot. Ya habíamos programado un viaje a Atlantis, en las Bahamas, así que lo hicimos. Y a nuestro regreso, se sometió a la resección quirúrgica. El tumor se estadificó como invasión grasa T3b, pero el sistema de estadificación era cáncer de vejiga de base 1; el uraco era todo resto graso en la cúpula de la vejiga, por lo que era difícil establecer una correlación directa. Le fue bien y superó los cinco años, y ahora está en la categoría de supervivencia de siete años.

Se somete a una cistoscopia y a un TAC de abdomen/pelvis cada dos años. Hasta ahora, no tiene ninguna enfermedad, es una auténtica superviviente.

Capítulo 23

Nuestro cuadragésimo aniversario lo pasamos en una escapada ama zing en el Pacífico Sur. Fuimos de Texas a Los Ángeles, viajamos de Los Ángeles a Tahití y luego tomamos un vuelo de cincuenta minutos a Bora Bora. Nos alojamos en el Four Seasons, en un bungalow sobre el agua. Fue muy tranquilo y relajante. Hicimos una excursión en moto acuática por el atolón y Sharon insistió en conducir. Hicimos un scooter submarino (como un submarino abierto con un toldo presurizado) que fue fenomenal y montamos en un 4x4 por la montaña. Incongruentemente, habían subido a la montaña cañones reciclados de un acorazado de la I Guerra Mundial para vigilar la ensenada. Y lo que es mejor, tenían grabado el lugar de origen: Bethlehem Steel. Las forjas estaban en Bethlehem, Pensilvania, cerca de Allentown. Aquí estaba un artefacto militar de mi zona natal a más de seis mil millas de distancia.

Para nuestro cuadragésimo quinto aniversario, pensábamos hacer un viaje a Hawai, pero hubo obstáculos. Primero, el volcán entró en erupción, luego un huracán azotó las islas. Y entonces Sharon se preocupó mucho porque eran señales. "Si voy a Hawai, moriré", anunció una semana antes de nuestra partida. Inmediatamente llamé a nuestra agente, Margi, que consiguió reservar vuelos y alojamiento en el Mandarin Oriental de la isla de Canouan, en San Vicente y las Granadinas. Este complejo era irreal. Teníamos una villa de 1.700 metros cuadrados, toda de mármol y maderas nobles. Éramos una de cuatro parejas, luego dos, luego sólo nosotros, y nuestros anfitriones trataron a Sharon como a una princesa. Teníamos nuestro propio aparcacoches, Lennie, que se encargaba de llevarnos todos los días en todoterreno Mercedes a la playa privada. Las cenas eran indescriptiblemente buenas. Incluso nuestro viaje de vuelta a Santa Lucía fue de primera clase en el jet privado del complejo. Lo pasamos muy bien, pero debido a los cambios de última hora, recortamos un día para reducir gastos.

La mañana del 5 de septiembre de 2018 cambió nuestras vidas y comenzó a transformarme de proveedor a cuidador. A las 3:30 de la mañana, cuando normalmente iba a hacer ejercicio antes de mi horario de cirugía, no pude despertar a Sharon. Coja e incoherente, estaba sufriendo un derrame cerebral masivo. Llamé al 911 y los paramédicos querían llevarla al hospital más cercano, Baylor Grapevine. Me mantuve firme y pedí el Medical City Fort Worth, un centro de ictus designado por el NIH. Después de discutirlo, el paramédico dijo que necesitaba el permiso del director médico. Era un antiguo alumno mío y dio luz verde.

Llamé a Urgencias y movilizaron al equipo de ictus. Para cuando llegué, estaba en el laboratorio neurointervencionista. Con el primer tinte, se me encogió el corazón. No llegaba sangre a su hemisferio izquierdo. Afortunadamente, los médicos extrajeron un coágulo de un centímetro de la arteria cerebral media y restablecieron el flujo sanguíneo. La trasladaron de nuevo al ICI de neurocirugía y yo fui a extirpar un tumor de dos kilos del pecho de un hombre.

Después de la operación, la visité en la UCI y se estaba despertando. Su hermana, Vicky, había llegado de San Antonio y tenía la mirada perdida, intentando asimilar lo sucedido. El tercer día, Sharon fue trasladada a neurología y luego a rehabilitación. En tres semanas y media estaba en casa, dormía a menudo, tenía cierta debilidad en las extremidades inferiores y una afasia expresiva significativa.

Organizamos una rehabilitación ambulatoria con fisioterapia, terapia ocupacional y logopedia, pero no duró mucho porque se frustró con la fisioterapia y la terapia ocupacional (pero le gustaba la logopeda). El mayor error fue intentar que preparara un paquete de brownies. Intenté que el TO siguiera la receta del libro de cocina infantil Betty Crocker de Sharon, pero no, Sharon tenía que leer y comprender las instrucciones de un paquete de mezcla. Esto no auguraba nada bueno. Despidió a la fisioterapeuta y a la terapeuta ocupacional, y el director de rehabilitación no quiso cooperar y permitir sólo la terapia del habla, diciendo que el programa es integral; son los tres elementos o ninguno. Así terminó la rehabilitación a domicilio. Sharon se quedó sola.

Ahora yo era la cuidadora. Si yo no cocinaba, ella no se acordaba de comer. Me hice cargo de pagar las facturas (sí, cheques en papel) y los impuestos y de llevar un presupuesto mensual (ella siempre lo hacía; yo sólo llevaba el dinero a casa). Yo había empezado a trabajar a distancia desde mi biblioteca antes de COVID-19, así que la transición al cierre total no fue perturbadora. Tuve que estar en casa para cualquier reparador o entregas ya que ella era (sigue siendo) reacia a hablar con gente que no conoce. Tuve que ajustar los horarios de las clínicas y las cirugías. Salgo antes del trabajo para estar con ella y garantizar su seguridad.

Hemos hecho progresos considerables a pesar de la persistente afasia expresiva, que es tanto verbal como escrita. El libro 5 de sus *Crónicas de Chroma Crossing* sigue en su ordenador; estaba trabajando en algunas ediciones y terminando la historia. Ahora sólo recargo la batería una vez al mes.

Con su estado neurocognitivo en un punto muerto, transferí la atención de su médico de cabecera a Geriatría del UNTHSC, un centro de excelencia para los trastornos neurocognitivos relacionados con la edad. Los programas están bajo la dirección de una dinámica bola de fuego: la Dra. JK.

Estamos probando un medicamento, la rivastigmina, utilizando un parche de administración. El fármaco se utiliza para tratar la pérdida de memoria asociada a la enfermedad de Alzheimer leve, moderada o grave. Tras una lesión cerebral, como un ictus isquémico, aumenta el riesgo de demencia. Uno de los primeros y mayores cambios es la disminución de la sustancia química acetilcolina (ACh). La ACh ayuda al cerebro a funcionar correctamente. La rivastigmina es un inhibidor de la acetilcolinesterasa que ralentiza la degradación de la ACh y puede mejorar la función neurocognitiva. Esperamos un progreso aunque sea menor. Creo que si vemos eso, Sharon estará motivada. Es difícil recablear un cerebro rubio.

He sido testigo de algunos cambios menores, como algunas frases completas y coherentes. Empezó a releer un libro que leyó antes de tiempo, hace ya dos años.

Me las arreglo para llegar pronto a casa todos los viernes para llevarla a cenar y quizá hacer recados, cualquier cosa con tal de sacarla de casa. A veces, una operación urgente llega a urgencias y ella se decepciona. Pero se lo compenso el viernes siguiente. Simplemente ignoras las llamadas de urgencias cuando no estás de "guardia de urgencias". Nos estábamos acostumbrando a esta rutina, pero una pandemia mundial lo paralizó todo. Esto no ayudó a su afasia, ya que no tenía nuevos estímulos neurológicos, y sufrió una regresión. Se abría tras una visita de su hermana o una pequeña excursión de compras con su amiga Maggie.

Los aspectos físicos -destreza, deambulación, reflejos de conducción- estaban poco afectados al principio o han vuelto. Sus habilidades motoras se recuperaron rápidamente (es zurda, por lo que tiene movilidad en el hemisferio derecho del cerebro). Sin embargo, el derrame cerebral en el lado izquierdo eliminó el centro del habla de Broca, por lo que su habla es confusa. Procesa el habla que entra, pero la que sale es confusa. Esto la frustra.

Está intentando superar su afasia expresiva hasta el punto de deletrear palabras o hacer charadas para que yo la entienda. Llevamos juntos más de cuarenta años y a veces sabemos telepáticamente lo que el otro piensa o dice.

Cuidadora, es mi segundo trabajo. Las Parcas ataron dos cuerdas, la de Sharon y la mía, para complicarnos la vida. Yo no estaría atada a nadie más.

Capítulo 24

Mi John Deere estaba en las últimas. Una pieza de metal del capó se rompió y voló por el lateral. Así que un viernes decidí parar en Lowe's y comprar un tractor nuevo.

El tipo que me la vendió me dijo que me la entregaría gratis si podía tener mi vieja. A él le gusta reconstruir estas cosas, así que pensé, *¿por qué no?* Quedamos en que me la dejaría cuando saliera del trabajo. Llegó en su camioneta. La descarga del nuevo tractor fue difícil pero factible. Cargar mi viejo tractor no fue tan bien. Con una transmisión trasera sobredimensionada, todo el peso estaba en la parte trasera; el tractor se desplazaba, así que tiré con todas mis fuerzas para colocar las ruedas en la plataforma del camión. El horrible dolor empezó unas doce horas después.

Pensaba que tenía una distensión en la espalda o una rotura de disco. Nuestro experto en OMM, el Dr. Ryan, diagnosticó un desgarro del músculo psoas y un espasmo muscular lumbar grave. Los tratamientos ayudaron, pero sólo temporalmente. A medida que los síntomas empeoraban, empecé a tener dolor radicular ardiente por las vías nerviosas. Apenas podía caminar hasta la cocina. Quería quedarme tumbada porque así disminuía la presión sobre la columna. El dolor empeoró tanto que encontré unas viejas pastillas de hidromorfona que Sharon tenía para el dolor de espalda, y ni siquiera eso me ayudó. Ahora sé por qué los pacientes con compromiso vascular grave de las extremidades me suplicaban que se las quitara. No hay alivio para este dolor.

Sólo Dios sabe cómo llevé a cabo un caso de urgencia. Se trataba de Norma Jean, una paciente muy antigua a la que debí de operar más de quince veces y salvar la vida, con la gracia de Dios, en múltiples ocasiones. Conocía a la familia y cada año me invitaban a la cena de Acción de Gracias y a su casa. Yo era su "cirujano de cabecera". No podía prever que la suya sería la última operación que haría.

Seguí intentando trabajar, pensando que se trataba de una rotura discal. Finalmente me rendí y llamé a mi médico de cabecera, que también es el decano de TCOM, y solicité una resonancia magnética. Conduje veintiún millas hasta el centro de la ciudad con un dolor debilitante y luego, debido al COVID-19, ¡tuve que volver en tres horas! Subí a mi despacho y me tumbé en el sofá hasta que llegó la hora de mi cita. El radiólogo, al que conozco desde hace más de quince años, terminó de leer la resonancia magnética. "Así que es una rotura de disco muy grave", le dije. Sabes que no es bueno cuando no te miran a los ojos. El Dr. Paul dijo: "No, es una fractura patológica de la tercera vértebra lumbar". Está completamente destruida, y tengo la médula compresión. Eso es lo que causa el dolor del nervio radicular.

Capítulo 25

En un abrir y cerrar de ojos, las Parcas habían cortado algunas de mis cuerdas vitales. Una fractura patológica significa cáncer. Tengo cáncer en la médula ósea: mieloma múltiple. Pasé de ser un proveedor que se convierte en cuidador a ser un cuidador que se convierte en paciente.

El mieloma múltiple es un cáncer de las células plasmáticas, que son un tipo de glóbulos blancos que producen anticuerpos. Tiene una incidencia del 0,76%, es decir, el 1,8% de todos los cánceres. Con los regímenes de tratamiento actuales, la supervivencia a cinco años se estima en un 54%. La enfermedad puede controlarse, pero *no tiene cura*. Eso no es algo que un cirujano torácico quiera oír. Yo extirpo tumores y curo el cáncer. No lo "dejo en su sitio".

El Dr. Paul me dio dos opciones: la cifoplastia mínimamente invasiva o la fusión abierta tradicional con fijación. Esta última me llevaría semanas de baja. ¿Quién cuidaría de mis pacientes?

Me fui a casa y me tumbé en la cama para aliviar la presión sobre la columna. Envié un mensaje de texto al oncólogo de Sharon, el Dr. Bibbas, con mis informes. A la mañana siguiente me llamó para disculparse por no haber visto los informes la noche anterior. Me dolían tanto las piernas que casi no podía ni ir al baño. Me ofreció un ingreso directo para controlar el dolor y, para entonces, yo estaba dispuesta a todo. Le dije: "Claro, deja que me vista y conduzca hasta allí", y me contestó: "Ni hablar, voy a recogerte". Monté tumbado en su Tesla. Cada bache se sentía como una bomba detonando en mi espalda.

Me ingresaron directamente en mi planta de cuidados intensivos del Medical City Fort Worth, mi hospital de referencia. Repetimos la resonancia magnética y realizamos un estudio del esqueleto en busca de otras localizaciones del mieloma. Las altas dosis de opiáceos acabaron con mi dolor. Esperé hasta el fin de semana (¡en un hospital no pasa nada los fines de semana!) y pasé allí mi sesenta y cinco cumpleaños. Debido al COVID-19, Sharon no pudo visitarme. Me pedí un regalo de cumpleaños, un reloj, y esperé a que tomaran una decisión.

El lunes, Radiología Intervencionista descartó la cifoplastia por ser demasiado arriesgada, dada la compresión de la médula. Vuelta a empezar. Esperamos al neurocirujano y finalmente acordamos una fusión multinivel. Dijo que yo sería su segundo caso mañana; yo repliqué: "Oye, pásame al primero". Ahora todo estaba en marcha; mis anestesistas favoritos me vieron para el preoperatorio y nos citaron a las 6:30 de la mañana siguiente.

La operación duró cinco horas y media. Me desperté en la sala de recuperación. No tenía pulso en el pie derecho y tenía la pierna fría y blanca. *Maldita sea*, pensé, *trombosis arterial con oclusión*. Resultó ser un vasoespasmo grave, que aliviamos con aire caliente mediante un abrazador Behr. Me trasladaron de nuevo a mi habitación, pero las enfermeras cardiovasculares no se sentían cómodas tratando a un postoperado de fusión espinal, así que me dieron una suite VIP en la planta de neurología.

El primer día del postoperatorio intenté moverme y los espasmos de la espalda casi me dejan inconsciente. Los días siguientes tuve un apetito terrible y los opiáceos me estreñían mucho. Me sentía como un tic a punto de explotar. Mis chicos de OMM vinieron y me hicieron una liberación mesentérica, que por fin hizo que las cosas se movieran. Qué alivio poder cagar por fin.

Una noche, muy tarde, tenía muchas ganas de orinar, así que cogí el orinal en la oscuridad, pero no conseguía meterlo. ¿Qué demonios estaba pasando? Estaba tan colocado de opiáceos que no me di cuenta de que la tapa seguía puesta. Uno se toma el humor donde lo encuentra.

Empezamos la fisioterapia casi de inmediato, y rápidamente pasé del andador al bastón. Quizá había envejecido quince años en seis semanas, pero *no* iba a parecer un anciano. Me duché por primera vez y fue como un regalo del cielo. Hacía siglos que no me afeitaba y parecía El Chapo. Estaba esperando a que el FBI se presentara en mi habitación. Seis días después, salí del hospital. El director general llamó a un Uber. De verdad, fue un alivio llegar a casa.

Capítulo 26

Compré un agarrador mecánico. Es una ley de la física p que cuando no debes agacharte o inclinarte, se te cae todo. Siguieron muchos otros ajustes mientras empezaba a curarme. Consulté a un buen amigo y compañero de clase del CCHS, el Dr. George (te acuerdas; él nos trajo la cerveza), que se especializa en rehabilitación de la columna vertebral; ha escrito muchos de los protocolos para los procedimientos mínimamente invasivos. Sus instrucciones de rehabilitación eran excelentes; se notaba la diferencia después del ejercicio. Al principio, los resultados no duraron mucho, pero a medida que me recuperaba, el régimen me iba haciendo efecto. ¡Así se hace, George!

Lo siguiente era la oncología médica y un plan para tratar esta devastadora enfermedad. En colaboración con el Dr. Bibbas y el Center for Cancer and Blood Disorders de Fort Worth, trazamos un protocolo de tres fármacos aprobado por la FDA para el mieloma múltiple: Darzalex (IV), Revlimid (oral) y prednisolona (oral): una infusión semanal durante diez semanas y luego quincenal durante otro ciclo.

La infusión intravenosa fue complicada. Había que pretratarla con un bolo de esteroides y Benadryl. El Darzalex es un anticuerpo monoclonal, y una reacción anafiláctica podría acabar contigo. Luego la infusión es lenta, durante cinco o seis horas. Para los que me conocéis, estar sentado sin moverme durante tanto tiempo es incomprensible. Pero persistí y completé el ciclo inicial. Mis análisis se mantuvieron estables (incluso sin pérdida de cabello), aunque al final del día aparecían fatiga y debilidad. Toleré mejor el ciclo quincenal. Buenas noticias: respondí al tratamiento y todos los marcadores bajaron. Ahora estaba en remisión.

Me encontraba en el Baylor Medical Center de Dallas para un trasplante de médula ósea. El Dr. Brian, su principal médico especialista en trasplantes de médula ósea, y yo ideamos una forma bastante complicada de extraer mis células madre para imprevistos.

Recibes el fármaco Filgrastim durante cuatro días seguidos, que estimula la médula ósea para que produzca glóbulos blancos y células madre. Me colocaron un catéter de doble luz y gran calibre en la vena subclavia para realizar la plasmaféresis y extraer las células madre. El quinto día, estás conectado a la máquina de plasmaféresis durante cinco horas. El recuento de glóbulos blancos que obtuve fue de sesenta y un mil (lo normal es entre cinco y diez mil), y en una sola sesión extrajimos 3,1 millones de células madre, suficientes para dos trasplantes de médula ósea. Las mantenemos congeladas con la esperanza de no utilizarlas nunca.

Capítulo 27

Todo parecía ir en la dirección correcta hasta que, de repente, empecé a sentir un dolor tan intenso en la pierna y el muslo izquierdos que no podía dormir. Una resonancia magnética reveló una inflamación provocada por el hardware implantado y un atrapamiento del nervio ciático. Dos bloqueos nerviosos sólo me aliviaron temporalmente, así que la siguiente opción fue un estimulador de la columna dorsal. Dos cables implantados conectados a una batería tipo marcapasos transmiten una señal para bloquear el dolor. Tuvimos que esperar a que lo aprobaran y hacer una prueba de diez días. Los cables temporales estaban conectados a una caja de control externa. Todo funcionó, ¡pero no pude ducharme durante diez días! El éxito de la prueba me valió la precertificación para el implante propiamente dicho. Tuve que acudir a un centro quirúrgico para la intervención, y todo salió bien. Este dispositivo, que se recarga fácilmente mediante un cargador transcutáneo, cambia la vida.

El dispositivo tiene inteligencia artificial y, al cabo de un mes, aprende a estar en posición supina, de pie, sentado y caminando, y puede preactivarse. Para mí supuso un alivio glorioso, una mayor actividad, menos opiáceos y, por fin, un sueño ininterrumpido. Lo único que me quedaba era el problema de la articulación sacroilíaca.

Pero el 70% de los pacientes que se someten a una fusión espinal sufren disfunción de la articulación sacroilíaca. El tratamiento consiste en una fijación mínimamente invasiva de la articulación.

Capítulo 28

Bueno, el pinzamiento de la articulación sacroilíaca está oficialmente en suspenso. El destino lo ha vuelto a hacer. Me desperté el 1 de noviembre de 2020, el día después de Halloween, una luna azul y el cambio de hora. Fui al lavavajillas para sacar los platos de comida de los gatos y no podía mover el brazo derecho; no podía agarrar. Al principio pensé que estaba sufriendo un derrame cerebral, pero con el dolor en el brazo y la mano poniéndose blanca sin pulso, supe, en cambio, que se trataba de una oclusión arterial aguda del brazo. Llamé a mi amigo el Dr. Joe y fuimos a Urgencias del Medical City Fort Worth, movilizando de camino a Radiología Intervencionista.

Fui inmediatamente al laboratorio de IR y el angiograma reveló un coágulo de pocos centímetros en mi arteria auxiliar derecha. Se intentó colocar un catéter de infusión durante unas horas con fármacos anticoagulantes. Cuando volví al laboratorio más tarde ese mismo día y la arteria no se había despejado, fui al quirófano para que mi colega el Dr. Jim, un cirujano cardiotorácico de máxima confianza, me practicara una trombectomía.

Todo parecía ir bien hasta el día siguiente. Mi pie derecho había perdido el pulso. Se me formó un nuevo coágulo en la pierna derecha y volví al quirófano para una segunda trombectomía. Fue una incisión dura por debajo de la rodilla y, después de la operación, la pierna se me hinchó como un globo, lo que llamamos edema de reperfusión. En un proyecto de investigación de nuestro laboratorio, habíamos desarrollado una solución para salvar esta complicación, pero era experimental y no estaba aprobada por la FDA. Temía que esto significara más cirugía para una fasciotomía o, peor aún, una amputación. Sin embargo, elevamos mi pierna sobre ocho almohadas y el edema se resolvió ligeramente. Me pusieron anticoagulantes orales y, por suerte, me dieron el alta. La recuperación en casa con un andador duró unas cuatro semanas para bajar la hinchazón.

Capítulo 29

Por fin amanecía una norma sin dolor. El caos del estrés había quedado atrás.

No, no fue así. Las Parcas tejieron otro hilo.

Me hice la cirugía LASIK en 2010 y me fue bien hasta diez años después. Mientras lidiaba con mi cáncer, noté dificultades para conducir de noche; veía halos alrededor de las luces y tenía la visión nublada. Supuse que era inducido por la medicación, pero mi PCP dijo: "No prestaste atención en oftalmología. Tienes cataratas". Y tenía razón. Mi oftalmólogo diagnosticó cataratas de grado 3. Las cataratas inducidas por esteroides son raras, pero la progresión es agresiva. Mi visión había disminuido en pocos meses a una película marrón, colores apagados y falta de textura.

El oftalmólogo que me hizo el LASIK, el Dr. Brian, me recomendó (Medicare no lo cubre) la lente trifocal PanOptix. Me dio unos resultados excelentes: colores vibrantes, texturas fantásticas, se acabaron los lectores. Incluso veo mejor conduciendo de noche. Tenía un ligero astigmatismo en el ojo derecho y me sometí a una PRK a la antigua, y mi visión es fantástica ahora, a los veintitantos.

Capítulo 30

Seguía padeciendo un fuerte dolor lumbar persistente debido al cáncer que tenía en la tercera vértebra lumbar (L3), así que íbamos a probar la radioterapia externa (XRT). Esperaba que mi optimista oncólogo radioterapeuta estuviera en lo cierto, ya que quería volver a entrenar y correr. Engordar a causa de los esteroides limitó mi actividad y me perdí los dos últimos maratones de Cowtown.

El proceso es sencillo y comienza con un TAC para la planificación. El oncólogo radioterapeuta y el físico médico utilizan el escáner para determinar cuánta radiación se necesita, cuánto tiempo se abre el haz y cuántas fracciones (visitas) se necesitan. Planificamos diez fracciones. Fueron muy rápidas, unos quince minutos de tratamiento. El efecto completo puede tardar semanas.

Un efecto fue inmediato: enteritis ileocolónica por radiación (inflamación intestinal). Mucha actividad intestinal. No voy a entrar en detalles, pero me sentía fatal. Comenzó a resolverse, pero la terapia no estaba funcionando, ya que tenía dolor lumbar continuo, especialmente por la noche, lo que no era un buen pronóstico.

Capítulo 31

El dolor continuaba, y mi movilidad se estaba volviendo ming impaired. Mi postura estaba empeorando. Otro TAC confirmó mi diagnóstico original. La tercera vértebra lumbar estaba destruida; sólo quedaba un 30%, lo que suponía un colapso total. Para empeorar las cosas, mi quinta vértebra lumbar se había deslizado, causando una disfunción sacro lumbar.

En una consulta de neurocirugía me dijeron lo que ya sabía: necesitaba una cirugía mayor de estabilización de la columna vertebral, conocida como "360". La primera parte es un abordaje anterior con una corpectomía (eliminación del hueso muerto) y la implantación de un estabilizador (parece un gato de coche). Es una gran operación.

Exponer la L3 es difícil debido a la vena cava y las venas grandes, por lo que es una cirugía de alto riesgo. Estuve diez horas bajo anestesia y luego semicomatosa en la UCI neurológica durante cuatro días, con alucinaciones, distensión abdominal con síndrome compartimental, interacción/retirada de fármacos. Pensé que iba a morir. Pero no fue así. Me dieron el alta para rehabilitación hospitalaria y salí después de sólo un día para recuperarme en casa.

Antes de darme cuenta, ya conducía y caminaba sin bastón. De hecho, aproximadamente a la cuarta semana, estaba en el escenario de nuestra ceremonia de bata blanca, en la que los estudiantes de medicina de nuevo ingreso reciben sus batas blancas, una transición simbólica a la

96

profesión. Recibí el Premio Mary E. Luibel al Servicio Distinguido de manos del presidente de la UNTHSC. Todo el mundo estaba asombrado de mis progresos. Creo que voy camino de un estado mucho mejor. El informe patológico no mostró ningún mieloma residual, pero advierto que no ha desaparecido. Mi postura es mejor y mis niveles de actividad están mejorando. Hemos reiniciado la quimioterapia y vigilaremos los marcadores.

Capítulo 32

¿Qué hacemos ahora? Una incurable dis ease pero optimismo por unos años de buena vida mientras pasamos a la siguiente fase: devolver. Estoy agradecido por haber acumulado un legado considerable, y Sharon y yo hemos designado dotaciones a UNTHSC TCOM y a la Universidad de Strathclyde. Además, hemos creado una beca DO/PhD para financiar a dos estudiantes de doble titulación al año. Mi visión es formar a científicos clínicos, ya que carecemos de apoyo en este campo. Debemos retribuir a las instituciones que nos dan la oportunidad de triunfar.

El destino sigue tejiendo la trama de mi vida. El hilo dorado más puro siempre será Sharon. Planeamos disfrutar el uno del otro en el tiempo que nos queda juntos.

Espero que os haya gustado el libro, que hayáis aprendido algunas cosas, que os hayáis reído un poco y que os haya hecho reflexionar. El título, por cierto, proviene de mi formación en cardiología, cuando nuestro jefe de LBM siempre hacía que el técnico se mojara las manos mientras hacía los nudos; pensaba que así los nudos eran más estables. Cuando empecé a ejercer como cirujano cardiotorácico, daba la misma orden.

Una nota final: una parte de la recaudación de las ventas de *Wet My Hands* se destinará a los fondos generales de becas del Texas College of Osteopathic Medicine del Centro de Ciencias de la Salud de la Universidad del Norte de Texas y de la Universidad de Strathclyde.

¡Una cosa más!

Me he inspirado para seguir escribiendo sobre el viaje de mi vida, así que he empezado el libro 2: "Esto para mí". Espero que el libro 1 haya sido entretenido, emotivo y divertido. El libro 2 tendrá un enfoque diferente. Presentaré algunos de mis pacientes más interesantes que he tenido el privilegio de atender a lo largo de mi carrera.

Así que hay más por venir.

Salud,
Dr. Al Yurvati

Acerca del autor

Albert H. O-Yurvati, DO, PhD, DFACOS, FICS, FAHA, se licenció en 1986 en la Facultad de Medicina Osteopática de Texas, en el Centro de Ciencias de la Salud de la Universidad del Norte de Texas. Realizó su internado y residencia en cirugía general en el Tulsa Regional Medical Center de Tulsa, Oklahoma, y fue jefe de residentes su último año. A continuación, completó una residencia en cirugía cardiotorácica y vascular en el Deborah Heart and Lung Center de la Facultad de Medicina Robert Wood Johnson en Browns Mills, Nueva Jersey, donde también fue jefe de residentes. Está certificado por la AOA en cirugía cardiotorácica y vascular y en cirugía general, y es miembro del Colegio Americano de Cirujanos y del Colegio Internacional de Cirujanos. Fue uno de los primeros miembros distinguidos del Colegio Americano de Cirujanos Osteópatas.

Realizó un doctorado en educación con especialización en liderazgo organizativo en la Northcentral University. Otras actividades educativas incluyen un certificado de posgrado de la Escuela de Educación Toulouse de la Universidad de North Texas en enseñanza y aprendizaje de adultos.

En la actualidad, el Dr. O-Yurvati es profesor titular DSWOP de cirugía y presidente del Departamento de Educación Médica de la Facultad de Medicina Osteopática de Texas, y es catedrático de fisiología integradora en el

Instituto de Enfermedades Cardiovasculares y Metabólicas. Es profesor visitante en la Universidad de Strathclyde en Glasgow, Escocia, en el Departamento de Ingeniería Biomédica.

Ha recibido numerosos premios del UNTHSC, entre ellos el Clyde Gallehugh DO Memorial Award de 2012 y el President's Award for Clinical Excellence de 2011. También recibió el Doctorado en Filantropía en 2011 y, en 2010, fue galardonado con el Premio Benjamin L. Cohen a la Excelencia Investigadora y con el Premio del Decano de TCOM a la Filantropía. Además, recibió el premio Academic Commendation of Excellence (ACE) por una revisión posttenure superior.

A nivel nacional, el Dr. O-Yurvati fue director ejecutivo de la Junta Osteopática Americana de Cirugía. Participa activamente en numerosos comités de la ACOS, y ha sido presidente de disciplina y representante en la junta de gobernadores, así como director del programa educativo cardiotorácico. En 2013, recibió el máximo galardón de el Colegio Americano de Cirujanos Osteópatas: la Medalla Orel F. Martin. En 2016, recibió el Premio de Educación Guy D. Beaumont del ACOS.

Forma parte del consejo editorial de varias revistas, entre ellas JAOA y *Filtration*. Es revisor de muchas revistas especializadas, como Cardiovascular Research y Experimental Biology and Medicine, Annals of Thoracic Surgery y JAOA.

El Dr. O-Yurvati ha publicado más de cien artículos revisados por expertos, tres capítulos de libros y numerosos resúmenes. Ha recibido más de 2,5 millones de dólares en subvenciones de los NIH, la NASA, el Departamento de Defensa y la Osteopathic Heritage Foundation. Ha dado conferencias a nivel nacional e internacional. El Dr. O-Yurvati es el funcionario institucional asociado designado para los programas acreditados por el ACGME del Medical City Healthcare Consortium. También formó parte del grupo de trabajo del ACGME para Surgery Milestones 2.0.

www.ingramcontent.com/pod-product-compliance
Lightning Source LLC
Chambersburg PA
CBHW021121130626
46554CB00002B/810